好水，好健康

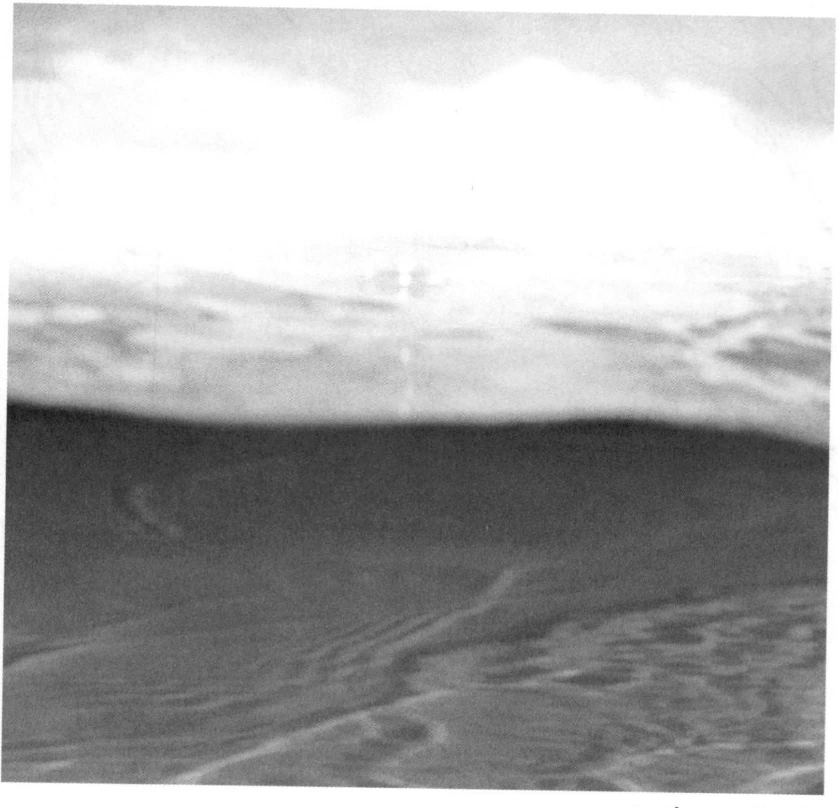

張慧敏◎著

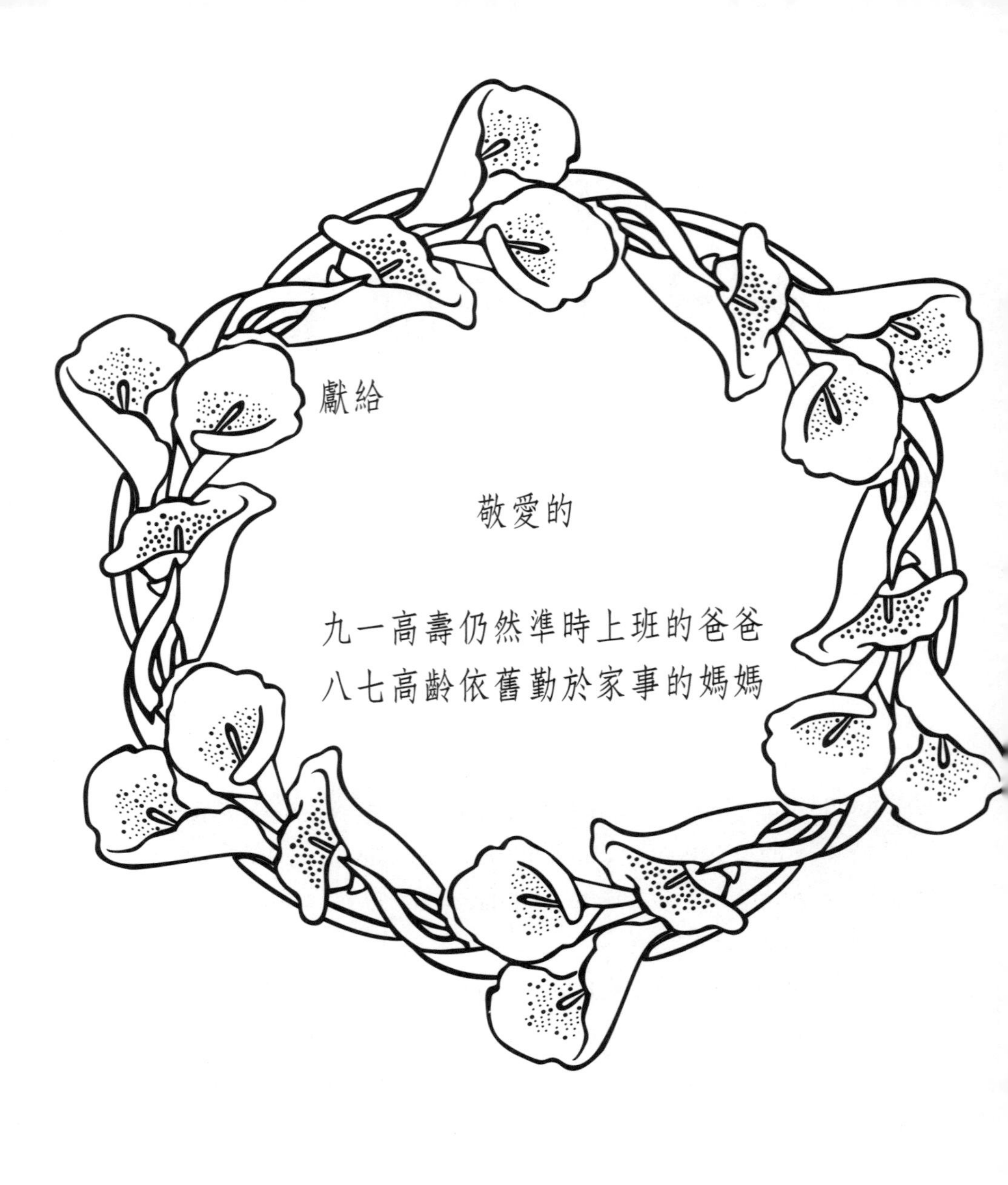

獻給

敬愛的

九一高壽仍然準時上班的爸爸

八七高齡依舊勤於家事的媽媽

推 薦 序

序一
開啓生命與保健的鑰匙

原文：

Water is the most common substance on earth, and also the nutrient that our body needs the most. Between 60 to 75 percent of the adult body weight is comprised of water. Water is crucial in regulating all body organ functions and temperature. It is also needed to help us dissolve solids and move nutrients throughout the body. Although water is so essential for our bodies to function, it is not included on most lists of required nutrients but should be. Yet, we all know that people can live for several days without food, but will soon die without water.

Minerals are our bodies' basic building blocks. We need minerals to form the basic structure of our bodies. For example, calcium, magnesium and phosphorus are required for our bones and teeth. Our red blood cells require iron. Our immune system needs zinc and sulfur. Magnesium is involved in over 300 enzymatic and chemical processes. Minerals are fundamental to our vitality. We are constantly using up our mineral supplies and excreting them. In order to ensure good health and proper function of our bodies, we must have a balanced mineral intake, in the right proportions and amounts.

I have known Lily for several years now from my previous visits to Taiwan. She was my principal interpreter/translator in a number of different meetings attended by hundreds of people. Not only has she proven herself to be a proficient translator but her extensive knowledge of nutrition and high moral character have pleased me very much. My job as a speaker traveling to various countries is always a great challenge. I must convey the knowledge I have to my audiences in a way that is engaging, accurate, and informative, all within a given amount of time. Lily Chang is the only interpreter I've ever worked with who has made my job extremely easy and very enjoyable. Her expertise in the field of nutrition, coupled with her dynamic public speaking talents, have, I believe, been key elements in making the lectures such a smashing success. Besides, this woman has a heart of gold. Her kindness and love for others has deeply touched my own life. I consider myself extremely fortunate to have met and befriended Lily.

Lily's two books, "Water and Sea" and "The Party of Minerals", are true gifts to the people of the Chinese-language community. These books provide the most comprehensive information to date on water and minerals and their functions in human health. Moreover, the content is delivered in an accessible, highly readable style by one of Taiwan's leading nutritionists. I strongly recommend Mother of Health-Water and Sea Water and Key to Health-Minerals as must-read books for everyone in the health-care profession, as well as anyone who is interested in maintaining and improving their own health. I couldn't have said any better the valuable information given in them. They hold the keys to good health and vitality!

John Heinerman, Ph. D.

US. best-selling alternative health author;
An internationally renowned medical anthropologist;
One of the world's leading nutritional authorities with over 58 books inprint in 17 languages and 19 million copies published worldwide;
Editor of Utah Prime Times and Folk Medicine Journal;
Director of Medical Research Center, Salt Lake City, Utah.

譯文：

水是地球上最多的物質，同時它也是人體必要的元素。成人體重就佔有百分之六十至七十五的水分。水能調節人體各類器官機能合體溫，並能溶解固態物質和攜帶養份。雖然水是維持人體功能最基本的要素，儘管水未被列爲一般營養所需的名單中，但是它的「絕對必要性」，卻不容易忽視，因爲人類可以數日不進食，但若沒有水則無法存活。

礦物質是人體構造的基石。例如，鈣、鎂和磷爲骨齒所需；紅血球則需要鐵；人體免疫系統則需要鋅和硫；超過三百多種的酵素和生化過程都需要鎂。礦物質是人類生命力的基礎物質。爲了確保身體健康和身體機能的正常運作，我們不斷地消耗礦物質並且將它排除體外。因此，人類必須攝取「質與量」各方面都均衡的礦物質。

我和Lily已經認識多年了，前次我應邀至台灣作演講時，Lily就是主要的解說和翻譯人員。多次密切的合作證實她不但是一位嫻熟的翻譯人員，其在營養學上淵博的知識及高尚的品德更使我欽佩。對我而言，巡迴世界各國演講，最大的挑戰是我必須在有限的時間內完整傳達給聽眾最正確的知識。張慧敏女士以營養學上的專長和生動的解說，是促成演講成功的主要因素。特別值得一提的是，張女士擁有開闊的心胸，待人慈愛與寬容令我深深感動，眞的非常慶幸能與她相識並成爲朋友。

Lily的兩本著作《好水，好健康》和《礦物質的聚會》是華語讀者的最佳保健範本。這兩本書提供有關「水與礦物質」對於人體健康最詳盡完整的資訊，內容兼顧專業深入及淺顯易懂，毋需我再贅述補遺。

我大力推薦《好水，好健康》和《礦物質的聚會》這兩本著作給從事保健工作的專業人士和有心增進自身健康的讀者。這兩本書提供了開啓有關生命和保健的鑰匙。

John Heinerman, Ph. D.

約翰・海勒門博士
美國各類保健叢書暢銷作家
世界知名醫學人類學博士
世界知名營養學作家
出版超過58本書籍，並被譯成17國語言，全世界銷售近達二千萬本
美國猶他時報及大眾醫學期刊主編
美國猶他州，鹽湖城醫學研究心主任

序二

個人保健，刻不容緩

我們的地球由於鐵質核心之特殊能源結構與表層海水豐富蘊藏，經過數十億年的演進，成就了衆生雲集的現況，各種生物維持生命的奮鬥過程，令人極其感動。何謂「生命」？我認爲生命就是對抗地心引力，尋求自我成長的能力展現，而水、蛋白質、脂質、維生素、礦物質等這些物質卻是維持生命力量不可缺少的物質，其互相構成的比例因各種生物的不同而各有不同。但可以斷言的就是沒有「水」就沒有生命跡象，當然蛋白質、脂質，也是生命體很重要的構造物質。礦物質雖只佔體重７％左右卻扮演著生命的建設，成長、維護的角色。各物質間奇妙複雜之制衡運作，只能以上天的藝術傑作去形容它。

一棵大樹可以對抗地心引力把水及養分送上樹梢。一個人可以對抗地心引力，將水及養分藉礦物質活性離子之協助含蘊在各組織器官裏。樹失水則枯萎，人失水則衰亡。生命體保有充分良好的水就美麗、健康。留不住水分就趨向老化疾病。所以水、礦物質與生命體相互間之關係，實爲重視養生保健人士，必須充分瞭解的常識。

現今由於地球上的人類商業行爲氾濫，環保觀念缺乏，無論天空、陸地、海洋均受到嚴重的傷害與污染，舉凡臭氧層、紫外線、空氣、食品、生活環境、起居行爲、噪音、電磁波、輻射……等等污染或傷害，已經到無人能夠潔身逃避的境地，在此情況下，應如何因應保健，實爲刻不容緩之課題。

目前社會上養生保健之刊物，汗牛充棟，實在太多，光是談「水」方面的書本也是滿目琳琅，不可勝數。但遺憾的是大部分書籍都帶有商業色彩，有其刻意的導向或企圖。能平心而寫的學術性版本，實在不可多見。我本人於四年前在人體能研究會的年刊上寫了一篇〈水與人體能之認知〉。張慧敏女士閱讀後，循跡找到我，相談甚洽，算是以文相會的朋友。本書出版前，原稿讓我看了一遍，不禁使人眼睛爲之一亮，巨細靡遺地寫出了現今各種研究成果的許多資料。張慧敏女士旅居美國三十多年，加州大學營養系碩士畢業後，曾於紐約市立醫院任職營養師。學有專長，近年回國從事於營養保健之推廣及著述寫作。現在同時出版的兩本書，一本爲《好水，好健康》。另一本是《礦物質的聚會》。確實對「水」與「礦物質」作了一次周到詳細而深入的介紹，非常適合對重視健康保健的朋友好好的閱讀，必能因增加許多認知與常識而受益匪淺。本人亦不避筆拙，樂爲之寫序，推薦給各界朋友，並祝福大家健康快樂。

李健志 2003春於台北

聯合國認證，錫蘭，斯里蘭卡傳統醫學博士

序三
健康管理，分享新觀念

二十世紀的兩次世界大戰和多次戰爭都是爲了石油！種種的跡象發展則顯示二十一世紀人類將被迫爲爭水而戰。

2000年8月20日紐約《時代》雜誌封面故事爲「如何拯救地球」，其報導指出：全球70％的水在降到地球時迅即蒸發掉，只有2.5％的水是新鮮的好水，地球上的人可以飲用到的就更少了。如今，超過11億人口喝不到乾淨的水，24億多人口飲用的水不夠衛生。而水的危機會帶來糧食危機，因爲可供生產糧食的農地非水不可。全球1/3的地區處於飢餓的危險中，20億人口缺乏安全而營養的食物，其中8億人，包括3億兒童，正患有慢性營養失調症。而全球土地大多在退化中，來自大地的食物，量在減少；質在惡化，含人體所需的營養成分亦大幅地減少。

作者在本書〈水篇〉開宗明義地指出：地球上所有的生物，從誕生、成長、生存以致繁衍進化都在水的推動下進行。俗云：有土斯有財，但是土壤保水能力不足或長期缺水，乃萬物不生。人類維持健康，增強生理功能，都必須在有水的情況下進行，因此雖然水並不包含在五大營養素之內，對生命的維持卻佔有極重要的地位。

隨著科技的進步，化學藥劑的濫用，大自然的恩物——水、空氣及食物都污染了。連帶地人類的健康當然也受到威脅。其中最主要的是大環境整體地酸性化。這是因爲科學家長久以來忽視磁性之兩極化效應。

原來雖然古代先知早就發現地球是一個巨大磁體，而以南極與北極稱呼所有之磁體之兩極。雖然人造磁鐵在自動控制和繁多的工業上已有大量之應用，但是其磁性對生物之效應卻一向不受重視。

美國的Albert Roy Davis早在1936年既懷疑一般教科書上所載之磁力線圈，圖（a）無法解釋他獨力觀察到「磁鐵的兩極對生物有截然不同的生理效應」，而提出磁鐵的中心線零磁場，並以磁力線釋出端定義爲正極；迴入端爲負極，而發展出如圖（b）的正確磁力線圖，從此才有單極磁場效應之觀念。

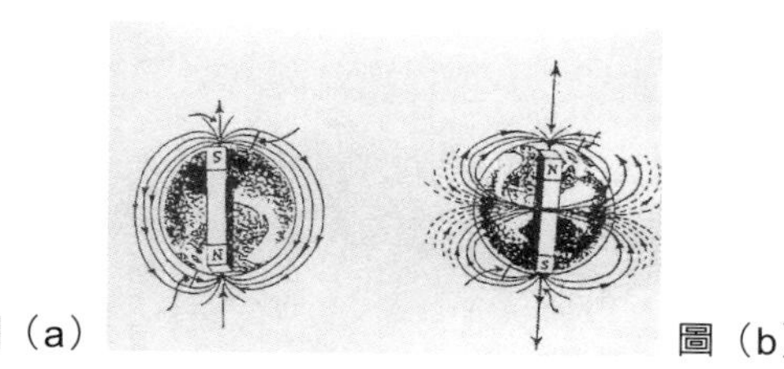

圖（a）　圖（b）

藉由數十年試驗與觀察，他整理出人造磁鐵的兩極對生物具有以下不同的效應：

正磁場效應：帶負電、供氧、鹼性化、產生拉力、鎮靜、抑制、逆時針轉

負磁場效應：帶正電、耗氧、酸性化、產生壓力、興奮、活化、順時針轉

（一般電磁場及雙極同時存在的磁場恆呈正磁場效應）

那麼藉由他的新觀念，太陽是正磁場；地球是負磁場。以逆時

針自轉之地球是負磁場。在地球上的萬物，自電子、水、海水乃至人，都是負電位偏高、鹼性的為正常。當土壤酸性化，作物體質不健康，病蟲害才會侵入，營養也不良；同理，人體體質（以體重70％的水為主）酸性化為萬病之源。

很高興看到本書作者強調水之極性鍵，並指出負極磁化水是養生之水。市面上有太多的能量水或各種的「好水」與電磁波一樣，都會激化人體的交感神經興奮，對於日出而做的人們正好有激勵工作情緒之效；不過如果未考慮到日入而息的生理時鐘，久而久之會令人造成失眠、自律神經失調等不利健康之副作用。

很榮幸有此良機受邀為本書寫序，謹以Dr. Davis之新觀念與讀者們分享，供作保健自我管理之方法。

磁能專家
中華民國能量醫學學會秘書長
前台灣大學農工系副教授

序四

以天地造物的自然力量，做好保健

多年前離開公職脫離臨床，就一直在找尋生命意義及人類最簡單易行的健康方法。回想起在那段臨床照顧老人疾病及癡呆、精神病患的日子裡，深深感受到生命凋零速度是現代醫學所望塵莫及，雖說是生命無常、但也是人生必經過程，其重點在於修鍊與保養。

五年前在一個偶然的機會裡，接觸到「微量礦物質」，此後，我重新認識對礦物質在營養學上的重要性。原來，人類身體機能和健康與天地萬物之間早已經巧妙安排在我們生活周遭，只是「它被文明破壞、忽略，以至捨近求遠……」。

「您是否知道！大部分的人，每一天因飲用不良的水質，及嚴重缺乏營養的食物，更甚者還加上環境污染、毒素侵害而飽受病痛之苦，甚至到無藥可解的地步嗎？」

事實上現代人身體的健康，仰賴所攝取的「礦物質元素」要遠比依靠在蛋白質、醣類、脂肪、澱粉、維生素……等需求重要多了。而身體老化程度因人而異，差別甚遠；其基本的問題就在礦物質的適量與吸收的平衡。且礦物質在人體呈現離子化，即是以帶陰、陽電荷狀態來發揮作用，而細胞的活動就是利用一如陽離子的鈉或鈣與陰離子的碳酸、磷酸之電位關係，所產生的能量才能正常運作。再者，蛋白質的立體構造，也是以礦物質離子的電子力做爲結合力，產生作用才得以維持。然各種礦物質之間的相互作用複雜，但是天地造物給以自然力量——海及高山礦泉則是現今保健科學最值得探討研究的領域。

張慧敏（Lily）營養師在水與礦物質及微量元素的知識淵博，且是讓我深深感動與佩服的作家。以一位在美國紐約從事20餘年臨床營養學兼教育工作者，對生命的熱愛及服務大衆的情懷，將對人類生命健康最爲重要的「水與礦物質」分別以《好水，好健康》和《礦物質的聚會》 兩本著作分享給廣大的讀者，心中感佩不已，期待如此難得的健康保健書籍，能帶給大家嶄新的健康概念，且爲讀者之福、社會之幸。

精神科醫師

序五
開創「元素醫學」的新里程

今年3月中應台灣自由基學會之邀回國講學，先後到了輔仁大學、台灣大學以及各大醫學院講學及研討，有機會和昔日老同學們相聚暢談，尤其是和從北一女到輔大都是同班同系的死黨Lily見面機會最多（我們在輔大四年受到德籍系主任吳秉雅修女的影響，同系同學均以英文名字相稱，因此Lily Chang就取代了張慧敏）。在老友相見歡時，除了互報近況，就是互相比較誰的體重又增加了？誰的皮膚還保有彈性？誰的身體比較健康？相較之下，我和Lily都還算合乎標準，也許是因為我們都還在營養學的範疇內繼續鑽研的緣故吧。

Lily告訴我，她已完成有關水與礦物質的兩本書，其主要原因是基於一般大眾對礦物質認知的誤差和欠缺，以及在飲水方面受到太多不實廣告的誤導，因此促使她將早已構思成熟的理念與知識集結成《好水，好健康》和《礦物質的聚會》兩本書。如今有機會率先拜讀，更感榮幸與快慰。

喝「好水」確實很重要，因為水是人體內最重要的溶劑，在《好水，好健康》的第一篇，就開宗明義指出水的重要性，水分在人體內所扮演的各種角色和功能，以及如何分辨水質的優劣以及善用水的功能。

在〈海水篇〉中則是以嶄新的科學觀詮釋海水與生命的關聯性，由進化論起始，依序論述人體對於微量礦物質需求的演變、以及海水和鹽滷對健康的功效等，讀完後眞想立刻跑到海邊跳入海中喝口海水、泡個海水浴，享受海水功能的健康洗禮。

近代基礎營養學針對微量元素方面的各項研究頗有突破性的進展，尤其針對維生素和氨基酸兩方面的研究，更爲神速。有關礦物質方面，則因微量元素種類衆多，除針對宏量礦物質鈣、鎂、鉀、鈉、硫、磷、氯等早有確定性的研究報告外，直到近年才對微量礦物質鐵、氟、鋅、銅、硒、錳、碘、鉬、鉻、鈷、鎳、矽、硼、鍺、釩等做更詳盡的研究。在《礦物質的聚會》書中除介紹上述的各種礦物質外，更詳述有關鋰、銀、金、鈦、銃等近三十餘種罕爲人知的微量礦物質之保健功能，甚至就中、西醫理極端相異的應用提出精闢的分析和比較，例如，西方醫學認爲有毒的汞，卻爲中醫所用朱砂之主要成份——硫化汞，它是中醫經常用在治療失眠和癲悸的內服藥。又如中醫應用的方解石其主要含的成分爲碳酸鈣，被用於主治胸中留熱結氣和黃疸，其內服用量爲9～15公克，竟是西方醫學所用純碳酸鈣10～15倍的用量，（西方醫學施以碳酸鈣補充主要是增加人體內的鈣質，預防抽筋和骨質疏鬆等症）。Lily將礦物質的功能以中西對照比較的方式嶄新呈現，著實開創了中醫和西醫對「元素醫學」的新里程。

筆者在加拿大和美國從事營養學研究已達二十餘年，並且先後教導過許多主修營養學的大學生以及醫學院醫科的學生們。非常希望能以這兩本極具洞察力的書籍作爲參考。

愈來愈多人明白，人類健康長壽的理想境界必須建立在「預防」

而非透過「治療」。《好水，好健康》和《礦物質的聚會》這兩本書將帶給讀者健康養生的全新視界，也是熱衷自然醫學和健康食療人士必讀的佳作。

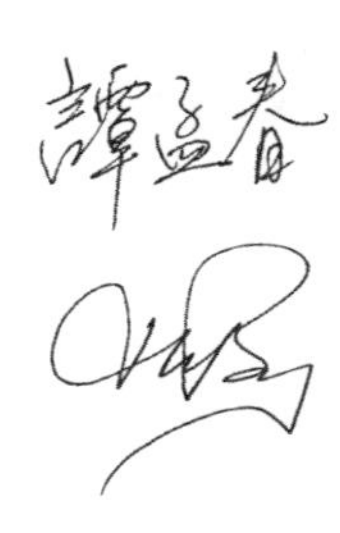

歷任

加拿大，安大略省Guelph大學營養學系教授及副教務長

美國，俄亥俄州立大學人類營養與食品管理系系主任

及醫療生物化學系教授

美國，俄亥俄州立大學人類生態學院副院長——

主管學術研究及國際專題研究

現任

美國，俄勒岡州立大學健康與人類科學學院院長

美國國科會健康醫學（National Institute of Health; N.I.H.）

營養食品及醫療生化研究評審

序六
均衡攝取，持恆養生

在美國行醫數十年，深深體會到病人的痛苦。許多慢性病患，經年累月的服用藥物，病情雖得以減緩或控制，但是絕非完全的治療，因爲這些藥物只能掩飾疾病外在的症狀，卻無法治本斷根。

經過長期的觀察，我發現許多病患因爲飲食習慣錯誤，長期處於「營養不良」或「營養過剩」的「不均衡狀態」，終究導致身體各部位機能失調。如果一般人對於「飲食保健」有正確的認知，那麼所謂的文明病的罹患率定會大幅減少。

我常譬喻「儒家」爲「米」，「法家」爲「藥」。當疾病入侵，則以法繩之，以藥攻之，但是平日的養生，則有賴於儒家的修身之道，養之以米。所謂「米」爲食物的統稱，一般的認知即包括肉類、魚類、乳類、豆類、五穀雜糧類、蔬菜、水果和油脂類等，卻很少有人會注意到「鹽」和「水」的重要性。鹽中所含的礦物質，除氯化鈉之外，其所含多種微量礦物質更是引發身體動力的根源。先進的科學技術，已能分析出多種微量礦物質具有保健預防的功能，在食療上佔有相當重要的地位。而水正是負責礦物質和其它各類養份吸收和代謝功能的重要化合物。水在生理學和病理學上都佔了極重要的地位，其中，水的基礎效應包含有冷、熱效應，使血管和淋巴腺擴張、促進血液循環暢通、調節血壓上升與下降，並促進發汗調節自律神經功能、幫助營養吸收並排除體內毒素。再者，水在身體內具有能量效應，水分子能平衡組織器官礦物離子，並且能促進酵素作用及其它生理動力；調整電位差距，維持體內磁場平衡；促進血液循環和經絡氣血的暢通。水還具有水壓浮力效應，其浮力能促使身體四肢筋骨舒張，具有復健功效，水壓能促進呼吸、心臟及行血功能正常化。

美國醫學界早在1964年的《今日健康雜誌》（*Today's Health*）中就曾指出血液中的蛋白質和水，可以離開血液的正常通路，而滲透到細胞內，這些過量堆積的水分，可以導致細胞缺氧，引起體內的葡萄糖發酵。而發酵的葡萄糖能讓癌細胞、愛滋病毒、濾過性病毒和細菌更加活躍。這些多餘的水分，就是各類病痛的同謀，因此，對於一般正常人或是病患而言，水質的選擇以及水的吸取量，都同樣的重要。

醫學研究同時指出，人類有一套淋巴管與血管平行，而淋巴管可以遊走在細胞之間。唯有這些與血管平行的淋巴管，能替細胞除去血蛋白和多餘的水分，恢復並增加細胞中的氧。這就表示身體內另有一套管路可協助除去疼痛，增強精力，和消除各類疾病，且不需要依靠藥物或是外科手術。而淋巴系統的作用主要是源自於一連串精密的生化作用，其中水和礦物質是主要的媒介，有了溶於水中的礦物質，才能啓發酵素和維生素的功能，同時協助增強抗氧化和免疫系統的機能，各類病痛才能眞正消除。

舉例而言，病患因爲骨質和關節鈣化而引起疼痛，如果施以正確的食療方法，配合酵素、維生素和均衡的礦物質，並且大量的喝水，尤其是利於吸收代謝的小分子水，就可以協助人體吸收和代謝鈣鹽，減輕病痛，而且這種方法可以眞正的去除鈣化部分，而非僅爲止痛而已。

在美國，十個人中有九個人缺乏鉻，而鉻是協助胰島素輸送細胞內血糖和氨基酸的重要元素，並且可以增加能量加速組織生長。缺乏鉻，常導致血中糖份代謝失調，引起糖尿病，而糖尿病的第一特徵就是口渴多尿，患者經常喝水還是口乾，初期病患除了給以適當的飲食控制，加上鉻鹽和補充水分，就不需要藥物治療了。

每天攝取必要的水分和均衡的礦物質是必要的健康之道。作者張慧敏女士學有所專，並能學以致用，曾在美國紐約從事營養教育工作多年，並且擔任多處醫師診所和食療中心的顧問。張女士亦經常應各大機關團體之邀至各地舉行健康講座，對常見的慢性病，有獨特的見解。同時在預防和保健食療上，結合西方營養學和中國醫理食補療法，相輔相成，成效卓彰。張女士表示，食療保健，是長期性的飲食規範，必須要有耐心，持之以恆。《好水，好健康》和《礦物質的聚會》這兩本書，是張女士搜證多種科學文獻，和多年經驗的累積，以深入淺出的方式，將平日最需要，而又最容易被忽略的保健元素──「水與礦物質」做最詳盡完整的解說。希望大家閱讀之後，能分享到眞正健康的成果。

曾任

南伊州大學副教授

美國紐約西奈山醫學院副教授

現任

美國紐約市立柯勒醫院主治醫生、兼營養主任

美國紐約華埠健康中心主治醫生

序七
水補更勝於食補

從進化論的觀點看，生命是由海水開始的。地球表面70％是海洋，30％是陸地。人體的結構也是70％的水和30％的礦物質，水與人的關係何等密切可想而知。中國人天人合一與自然融爲一體的哲學觀和宇宙萬物不謀而合，對萬物而言水是如此的重要。生存環境的條件少不了它，人體健康的維護更少不了它。

水是維持生命條件的必須要素之一，可是深入了解它的人並不多，除了少數的專家學者會就他們的專業興趣，從各種不同的角度去了解外，一般普羅大衆最多也只是從飲水衛生、用水安全的層面加予探討，要從營養保健的角度來了解的人士恐怕還不多。

中國人很早就有藥補不如食補的現象，卻忽略了水補更是食補的基本這一層，水中暗藏玄機，用得好可益壽延年；用不好則形同慢性自殺。營養學碩士張慧敏女士在營養學的領域上獨具慧眼，對水作了廣泛和深入淺出的介紹，告訴讀者如何認識水的面貌和本質，從海水到飲水，從軟水到硬水，從自來水到奈米原能水，更從水的生理效能介紹到目前常用淨水法的利弊，句句珠璣。不論你是哪個行業，只要對追求健康生活有興趣，或是有一探水補寶貴的慾望，當讀完這本書之後，相信都會有意想不到的收穫。

前榮總傳統醫學科主任
中華民國能量醫學學會創會會長

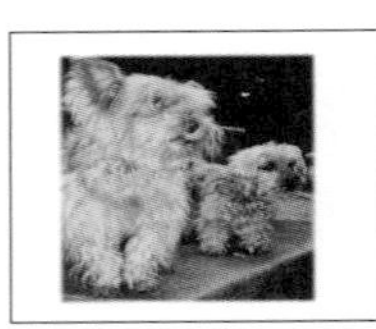
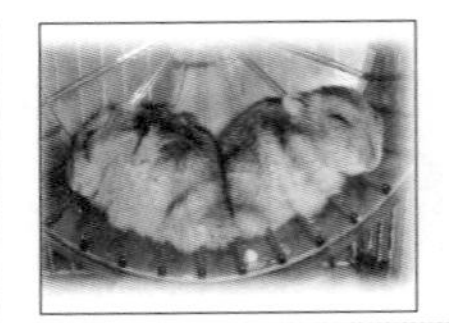
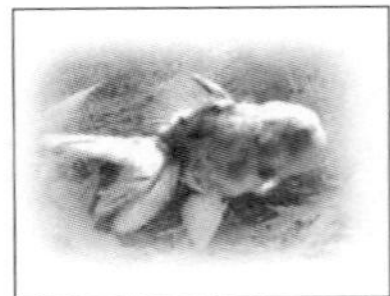
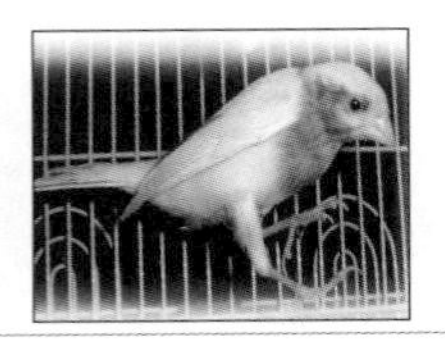

感謝

要感謝的人實在太多了，感謝大家的協助與支持，才能讓我順利的完成《好水，好健康》這本書。在此我首先要感謝爲書做序的約翰・海勒門博士（John Heinerman, Ph. D.）、譚孟春院長（Tammy Bray. Ph. D.）、崔鼎城醫師（Deane Tsuei, M. D.；Ph. D.）、陸俊駿醫師、鍾傑醫師、葉政秀教授、李健志博士、感謝他們在百忙之中爲我寫序。同時，我也要感謝提供相關資訊的季順景（James Giles）先生和日本的江本勝會長及善念堂健康研究中心的高敏華老師，以及統一企業統一夢公園出版社、普家康興業股份有限公司和八方生化科技股份有限公司和徐聲揚先生給予版權上的協助。此外，特別感謝不辭辛勞爲我校稿的好友林良容女士，爲我繪圖的楊雲舒小姐和張士俊老師。

當然，始終鼓勵我的女兒和一直忠心陪我至深夜的狗狗毛毛、小倉鼠、金魚和半夜還快樂歌唱的黃鶯鳥，我也都要由衷的感謝他們。

最重要的，是感謝支持我的讀者們，並希望能提供更清楚、正確的健康觀念，期待您們的迴響，祝福大家健康、喜悅。

張慧敏 敬上

目錄

前言

科學不斷地進步，人類的生活趨向多元化，因此對生活品質的追求，更加要求盡善盡美。然而，平均壽命提高的情況下，各種慢性疾病卻不斷地危害人體，以致病痛纏身，且罹患慢性病的年齡層也有逐漸下降的趨勢，其最主要的原因，應該歸究於飲水與飲食方法的不當。古有明鑑，「醫食同源」，如果飲食得當，營養得以均衡，不但身體健康長壽，心情愉快輕鬆，工作、事業也能順利發展。

「自然醫學療法」逐漸受到重視，人類的飲食習慣與方法已成爲保健養生極重要的關鍵。我們平日飲用的水與各種飲料，以及日常的食物，除要求可口之外，更要加強其中營養物質的吸收率，以及排除危害人體的物質，諸如殘留的農藥、化肥、抗生素、防腐劑與腐敗的細菌等。營養保健科學，強調「食療」及「營養均衡」的重要性，然而，人們每日僅注重六大類營養素的攝取，亦即蛋白質、碳水化合物、脂肪、維生素、纖維質及酵素，但是卻往往忽略水份和礦物質的重要性。

水約佔人體重量的70％，在人體內擔負著最重要的功能，當人體有脫水現象時，很可能導致休克甚至死亡。水充滿在人體的細胞和各組織中，除了在消化、吸收、運輸及排洩的生理過程中扮演重要的角色外，水中所含的各種礦物質，也是提供養份的重要來源之一。有句諺語「水能載舟、亦能覆舟」，用來形容水的特性是最恰當不過了。將水的特性用於人類，我們更可以說「水能強身，亦能傷身」。現代醫學，往往只重視到水的「量」，而忽略了水的「質」，更從未將原始大海中的海水與人體組織液的關聯性加以深入的探討，甚而忽略海水中所含礦物質的重要性，尤其是維繫著生物體「生命力」的微量礦物質。這些微量礦物質，深藏在大自然的土壤與海水中，是維持生物體生命的最重要元素，但是，我們所食用的鹽，經過離子交換樹脂膜的製鹽法，即我們常用的「精製鹽」，除氯化鈉之外，別無他物，而市面上所謂的「健康鹽」，也不過多添加了氯化鉀或碘而已，眞正重要的微量礦物質，早已蕩然無存，可說是徹底浪費造物者所賜予人類的各種珍貴資源。

爲了讓廣大的讀者更能瞭解每日不可缺少的生命必需品——水與經常被忽略或誤解的礦物質，其對健康的重要性，筆者依據專家學者們的科學研究報告，提供讀者對於水與海水以及礦物質最先進和最完整的資訊。市面上雖有許多關於「水」和「礦物質」的書籍，然其內容各自獨立，並未將生命之起源——海水，其中所蘊藏的水份與礦物質相互的關聯性，以及水、海水和礦物質對生理機能和影響健康的原因加以更詳盡的解說。《好水，好健康》和《礦物質的聚會》這兩本書將從不同的角度，闡述「水」與「海水」、「礦物質」的自然保健新觀念，同時也會幫助大家從市面上琳瑯滿目的瓶裝水、淨水器以及礦物質保健食品中，選擇適合自身需要並對身體有益的產品。

相信讀者在閱讀完這兩本書後，會有意想不到的收獲，同時更希望您將正確的健康觀念，與親友們分享，期許更多人能獲得健康與幸福。

作者 張慧敏

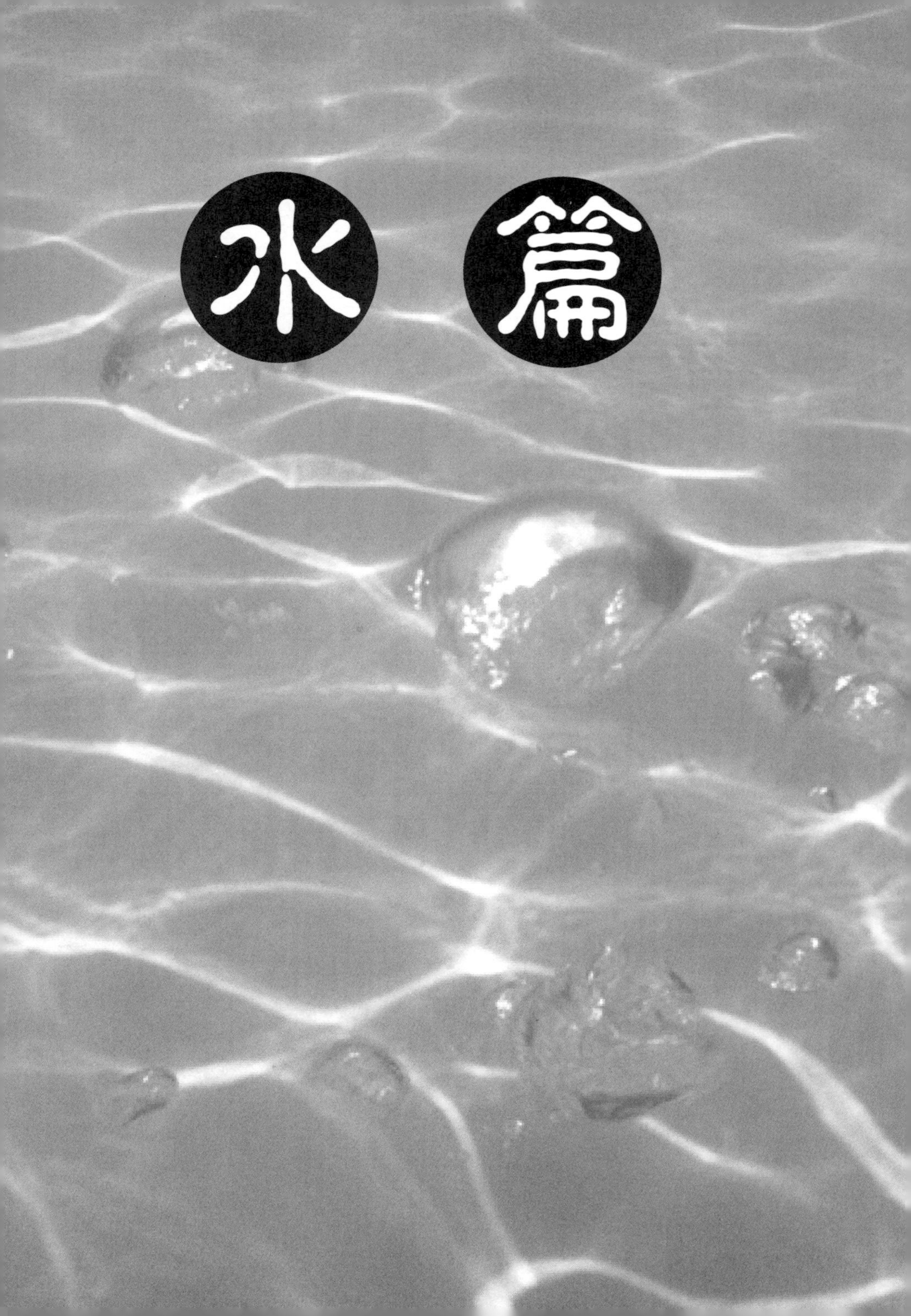
水 篇

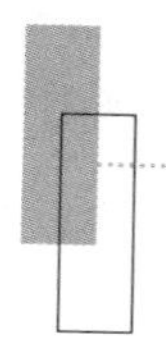

萬物之源始於水

在二十一世紀新紀元的科學世界裏，太空科學的進步，已能探測出許多星球的表層結構，並且能預測各星球上孕育生物的可能性。其中最重要的指標，就是探測該星球是否有水源，也就是說，沒有水就沒有生命。水源是生物延續生命最重要的條件，地球表面約有70％的水域，生物進化的起源來自海洋，生物的祖先，最初是來自充滿無機礦物質的海洋，經過億萬年太陽注入的能源，以及溶於海水中的二氧化碳、氧、氮等元素所產生的化學變化，逐漸由單細胞生物演變爲多細胞生物，再經過幾十億年不斷的演變進化，才衍生出現在的人類，這點我們會在〈海水篇〉中詳加討論。

生物體內爲細胞膜或細胞壁所包圍住的物質，多半是水分。受精卵含有90％以上的水分，胎盤血液中含有83％以上的水分，而羊水更是100％的水分。

人體內水分的多寡，象徵老化的過程，也就是說年紀越大體內水分愈少。在胎兒期體內的水分約爲體重的90％，出生嬰兒水分佔體重的80％以上，而成年人水分約佔60～70％，往後每況愈下；一般老年人身體中所含的水分降至60％以下。由此可知，地球上所有的生物，從誕生、成長、生存、以致繁衍進化都在水的推動下進行，這點正應合古希臘最早的哲學家克雷斯曾說過「水乃萬物之根源」、「萬物來自於水，回歸於水」，以及中國老子所述「水爲五行之首，萬物之始」的先知先言。

水的形態

當我們在討論水對人體的重要性時，首先要瞭解水的基本性質。大家都知道水分子是由一個氧原子和兩個氫原子所構成，在日常生活中，水通常以固體、液體和氣體三種形態存在於自然界。當水受熱後，蒸發成獨立的水粒子，飄浮在空氣中，就形成水蒸氣；當多數的水粒子聚合在一起，就形成水珠，而水就是由許多水分子合成水珠再凝集在一起而成的，其中水聚集的小水珠有的是由三、四十個水分子集合在一起，形成較大分子集團的水，也有的只由五至十多個水分子集合而成較小分子集團的水。當水遇冷後，小水分子多以六組形式有規則地排列連接起來，其分子之間的空隙加大，體積因此也增大，形成能浮於水中的冰。水分子單獨存在時，其活動力最強，因此漂浮在空氣中，當水分子在液體水的狀態下，比不動的固體冰較能自由移動，因此其分子之間也比較容易靠近。如圖（一）、圖（二）、圖（三）。

水蒸氣圖（一）

單獨的水分子在空氣中飄浮

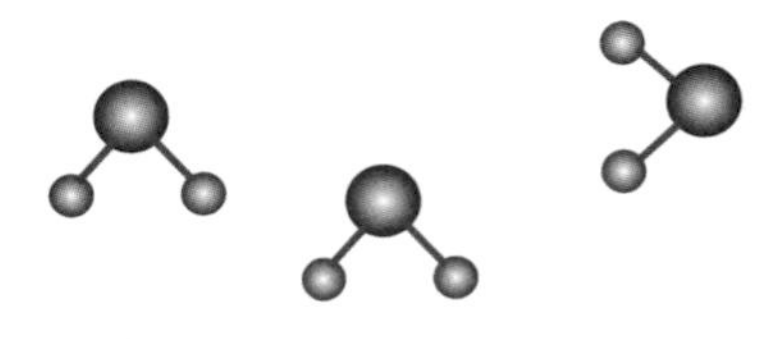

水圖（二）

多數的水分子聚合起來形成水珠，多數的水珠聚集形成活動的液體

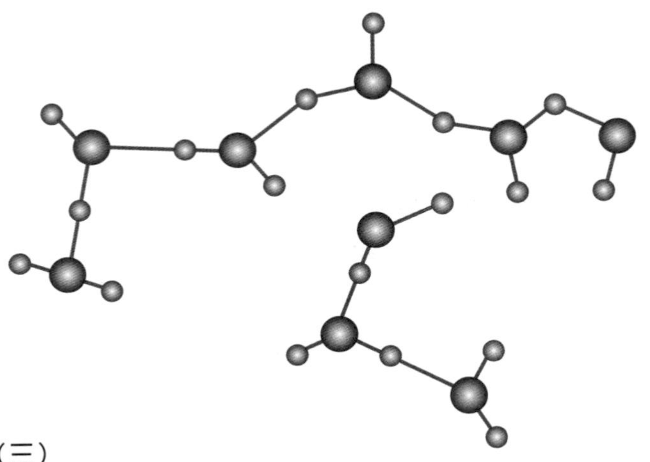

冰圖（三）

通常多以六個水分子有規則地排列，再互相組合，凝固不動

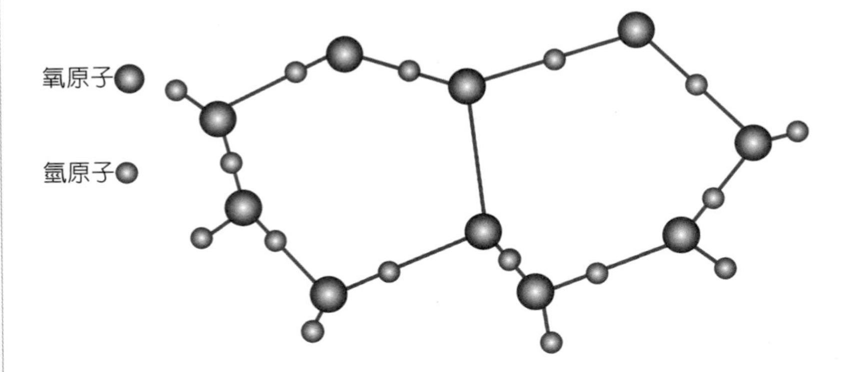

水的神奇特性

「水」掌握了整個地球生物的「生殺大權」，這是它在物理化學上獨有的特質。近代醫學和生物化學對於水的神奇特性有更多新的認知，茲將現代科學對於「水——與衆不同的特性」之研究報告歸納如下：

1 水在常溫為液態

水（H_2O）與其同類的化合物例如，硫化氫（H_2S）、硒化氫（H_2Se）、碲化氫（H_2Te）等之融點與沸點都應與其分子量成正比，因此水的分子量爲氧16氫2總共爲18，照理其在常溫時只能以氣體存在，水卻能以液態存在於常溫下，這是極不尋常的現象。

2 水不易熱也不易冷

水的「融解熱」和「汽化熱」非常特殊，因此水溫至攝氏0℃時，每克的水還會再釋放出80卡的熱量而後才會結冰，而在100℃汽化時更需要539卡／克的汽化熱。同時，水的比熱較大，因此具有保溫的穩定性，如表（一），當外界空氣上昇或下降時，我們才能維持正常的體溫。如果我們體內水的比熱和金的比熱一樣的話，就很難以保持身體的恆溫了。

表（一）　物質比熱表

物質	比熱
水	1.00
海水	0.94
酒精	0.57
花生油	0.46
空氣	0.24
冰	0.49
木材	0.30
鐵	0.11
銀	0.06
金	0.03

3 水在攝氏4℃時密度最大

多數的物質均呈現「溫度越增加，密度越減少」的反比變化，唯有水自「融點」起，溫度增加、密度亦增加，且至攝氏4℃時密度最大，然後才逐漸降低。這種現象使水結冰時，不像一般液體，由底部先結冰，而是由水面先結冰，因此造成了湖面雖已結冰但湖中間卻還是水，而使得水中生物得以生存。

4 水的黏稠度在壓力變化下與其他物質不同

在壓力的轉換下，水的黏稠度變化也與其他物質不同，一般物質爲壓力愈大愈呈黏稠狀，而水卻是在30℃以下時，壓力愈小愈顯黏稠。

5 水的表面張力比一般液體為大

水的表面張力比其他一般液態物質都大，因此其原子、分子間堆積相乘所形成的巨大力量，遠超出其他液態物質，表（二）。

表（二） 相對於空氣之各種液體的表面張力

物 質	表面張力	物 質	表面張力
水	72.75	硝基苯	43.6
醋酸	27.6	三氯甲烷	27.1
氨	26.55	乙醇	22.3
苯	28.9	乙醚	17.0
丙酮	23.7	水銀	479.5
氯苯	33.2	鈉	222

6 水具有「記憶性」、能夠「複製」

「水」最不可思議的特性就是具有「記憶性」並且能將「記憶」複製出來。「水」可將其所遭遇的狀況，例如，遭磁場、電場、波動能場或異物干擾等訊息記憶很長的一段時間，這是目前自然醫學界爭相研究和實驗的項目。

水經震盪後所產生的記憶和複製能力，尤其在「同類療法」或稱「順勢療法」中佔有極重要的地位。例如，同類療法在其製造止痛藥時，透過特殊的稀釋機器在水中進行「記憶」和「複製」，結果能將外觀和味道與一般水相同的水帶有止痛的訊息，成功地複製了止痛藥而成了「止痛水」，而病患就以「止痛水」取代藥物，藉此消除疼痛。經過磁場振波處理過後的水對生命的活化功能與處理前有顯著的不同。現今市面上流行的「π 水」，就是以水接觸磁場，使水分子結合狀態產生記憶與變化所製成的健康水。

7 水以簇團分子式聚集

在常態下，水分子是以多數的簇團形式集合而成的，有的簇團爲多達十至三十多個水分子聚集而成的大分子水，有的則由小於十個水分子聚集而成的小分子水，儘管水分子間在一剎那間進行著千千萬萬次的聚散離合，但是以整體而言，小分子水對於身體的吸收和排泄功能遠超過大分子水。

8 水能接受和傳遞精神能源

科學越進步，研究範圍越廣泛，人類對水的認知不再拘限於一般最新的物理、生化以及生理上的分析評估。以能量醫學觀點來詮釋水分子，我們會發現水實在是深奧莫測，水不但具有其本身的能量特質，同時也會受其周遭環境能源的影響而改變其結構，它能因此而感應到我們身體細胞。水會因受到負面環境的影響，而改變細胞內水分子的排列方式進而干擾細胞的正常形態導致病變。

日本國際波動能之友會會長及IHM總會研究所所長江本藤先生（Masaru Emoto）就水在不同的環境和意念下，產生不同的能量結構上努力研究多年，並且發表了頗具啓發性的報告。在其《來自水的信息》（*The Message From Water*）的書中，顯示出水能傳導精神能量，無論是正面的訊息或是負面的訊息，都能傳遞到水分子而改變其排列形態。水是心之境，映像出人之心，並且可以從實體的影像中正確的表達出來。江本籐先生用高速顯微相機在-5℃的實驗室中以200～500倍的倍率拍攝出經過各種不同能量處理後水的結晶。經過正面能源諸如快樂、感恩、美麗優雅的音樂。芳香精油以及共鳴磁場處理後的水，多呈現出美麗平衡的結晶點，如果水經過負面能量干擾，諸如謾罵、詛咒、忌妒、怨恨、焦慮、噪音下產生的結晶則成爲不規則、離散、醜陋的形狀。當我們得知水能接受各類正負訊息，而我們長期處在負能量，身受精神壓力的情況下，往往產生各類細胞水質變異，導致疾病。「水能接受和傳遞精神能源」的新觀念更是現代醫學需要積極探討的方向。在此希望讀者能正確認識水的特殊性，以愉快感恩的心情來接受「水」的內外洗禮，讓正能量的好水充滿身心，達到健康長壽的目的。

茲將江本籐先生將水在兩種不同意念下所拍攝出水的結晶圖像的實解解說如下：

首先將相同的「基本精製水」分別盛裝入兩個瓶子裡，其中一個瓶子粘上打有「謝謝」的文字，另一個瓶子則貼上打有「混蛋」字體的文字，將此兩瓶水靜置一整晚後，再將其凍結拍攝成圖像，我們非常明顯的看出，接受「謝謝」訊息水的結晶規則美麗，而接受到「混蛋」的訊息後水的結晶呈現出混濁不規則狀。此類實驗經過上百次的實驗確認，以排除其誤差性，如圖（四）、圖（五）。

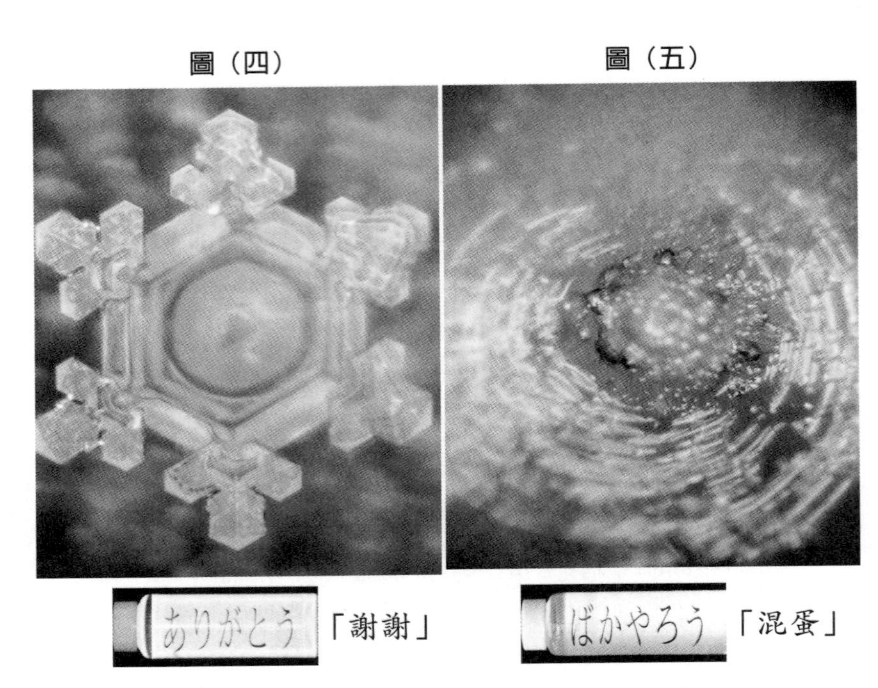

圖（四）、圖（五）感謝江本藤先生和統一企業統一夢公園出版社授權刊登。

水分子具有極性

水分子並非對稱，其間的兩個氫原子靠得較近，通常相互形成105°的角度，形成了水分子的極性，但如果受到磁能的影響，其角度可增大爲106°至107°，而使水分子之極性更爲強化。

水分子是因爲由一個氧原子與一對氫原子共有電子而完成其外層的電子殼，但其共有並不是相等的，因爲氧原子比氫原子更緊密的纏住電子，因此它就產生極微弱的負電荷，而氫原子則產生極微量的正電荷。此兩種正負電荷的產生，極容易被分開，稱爲極性鍵（Polar Bond）。

氧原子以三度空間共價結合（Covalent Bond）時，兩個氫離子則較近距離的靠在一起，使水分子產生了一個明確的軸，正極則在二個氫原子之間，而負極則在氧原子之異側而產生極性，水在人體內是最具代表性的極性化合物，這對人體的生理現象，具有極大的影響力。

水分子的兩個氫原子與一個氧原子以共價方式結合（Covalent Bond）。因爲水的極性，使水分子具有正極和負極，因此每個帶有極性的水分子能以微弱的氫鍵（Hydrogen Hond）與鄰近的水分連接，所以能在相當的溫度範圍內，凝聚小水珠呈現液體狀態。液態水因爲有氫鍵使其聚合，並對吸收和儲存熱的效應相當穩定，這種對熱貯存的容量，維持人體體溫不受外界的影響而維持其穩定性，當水由液體變爲氣體時，能吸收大量的熱，這也就是爲什麼會出汗散熱，使身體感覺涼爽的原因。

因爲水具有極性並由氫價結合的特性，使水成爲生物體所需最重要的元素，生命的延續，必須有水做媒介，可以說，沒有水就沒有生命。因此，健康保健之道首先在於水的品質，好水可以去病長壽，永保青春，壞水可以導致病痛與衰老，圖（六）、圖（七）。

圖（六） 正常水分子的極性力量

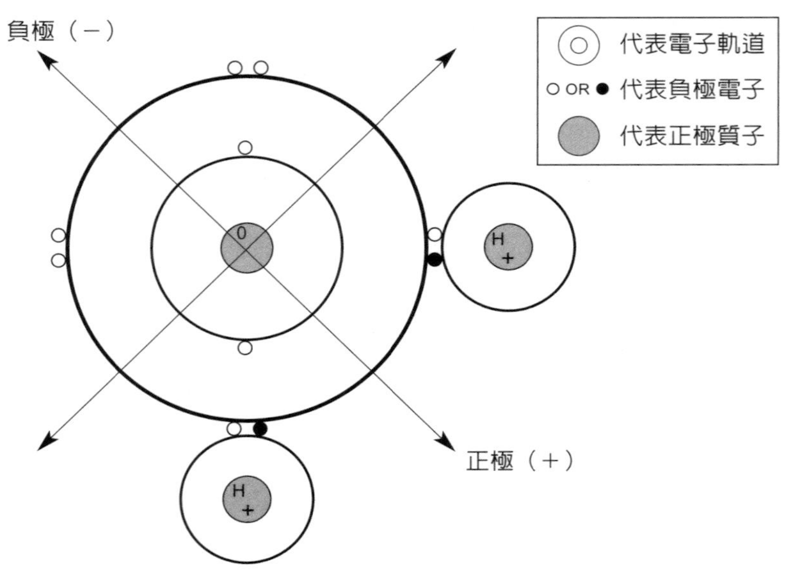

氫（H）、氧（O）原子是由原子核（包括陽電子和中子）與電子所組成。電子在原子核周圍的軌道上自轉，並形成極性

圖（七） 水的分子型態

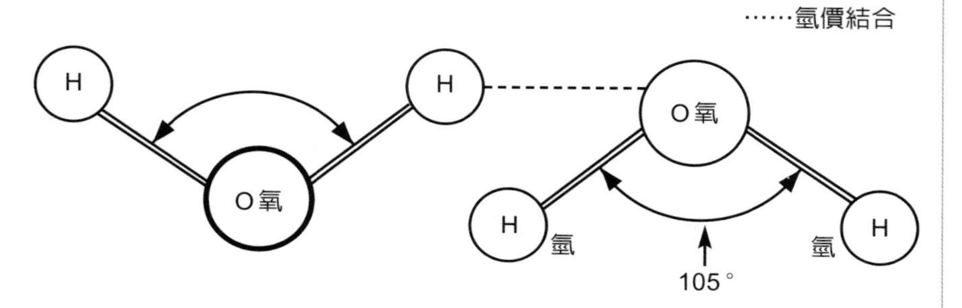

水是以 H_2O 共價結合的型態，由兩個氫（H）原子與一個氧（O）原子所構成的，並以氫價結合形成聚合的水分子

水分子間變化的速度影響生物體的存活

如前所述，水是由大小不等的分子團聚合而成的，其中各個獨立的水分子又經常不斷地相互結合或是分離，其間相聚相散的速度驚人，大約是以一兆分之一秒的超速進行著分離及重組的動作。

以現代物理學運用NMR核磁氣共鳴的分光法和微波測定法來測量水分子的活動情況時，發現包圍在生物體蛋白質周圍的水可分爲三種不同的活動速度。其中以環包在蛋白質最外圍的一層，活動變化速度最快，大約是以10^{-12}秒的速度進行水分子間的分離和重組，而又以最內層的活動速度最爲緩慢，其聚散的速度約爲10^{-6}秒，中間一層的變化約爲10^{-9}秒。圖（八）這三層水分子之間，是可以相互穿滲往來的。

具有半滲透性的動物細胞的細胞膜和植物細胞的細胞壁很容易讓水分子進入內層，可是一旦進入到內層，水分子則不容易移動到外層，因此需要較長的時間才能達到交替的作用。

圖（八） 環繞在細胞質周圍的水層之速度與溫度關係

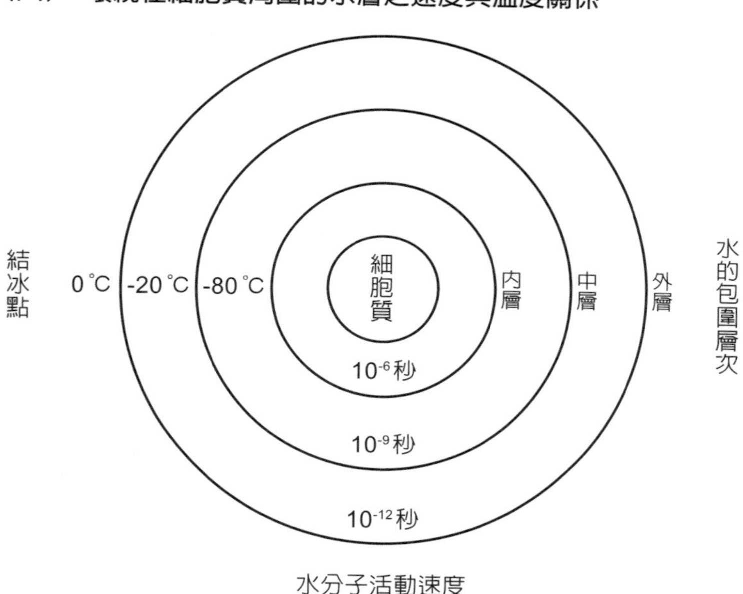

就因為圍繞在蛋白質周圍各層水的活動力不同，因此才能使寒帶的植物得以存活在攝氏零下十度甚至零下三十幾度的低溫。例如，杉樹和松樹大約含有80％的水分，其中所含最內層的水與細胞直接結合，因為內層水活動遲緩，因此在零下低溫也不會凍結。一般普通的水，其最外層活動變化速率過快，當溫度下降至攝氏0℃時就會結成冰，但是位於第二層的水簇群活動力為10^{-9}秒，比第一層的10^{-12}秒要遲緩一千倍，因此即使溫度下降到攝氏零下20℃時也不會結冰，至於水活動力最遲緩的最內層水簇則降至零下80℃時也不會結冰。就因為各層水的活動力不同，寒帶植物才得以生長繁殖。

此外，蔬菜水果的保存度也與環繞在其細胞內水的層次有關，如果蔬菜水果最內層的水所佔比例較多時，水就不容易蒸發，因此保鮮度較持久，相反的，如果最外層的水簇比例較高時，則水分容易蒸發散失而枯萎，自然不易保存長久。

六角水、五角水與健康的關係

1 六角水是健康水

有關「水的結構會影響健康」的理論，已經逐步獲得證實。其中以小分子水中的六個水分子相互拉聚在一起的六角水對人體生理機能最爲重要。當然，依據水分子凝聚的多寡，尚有四角水、五角水、七角水、八角水等。

雖然無論是幾角水，我們均無法以肉眼看到，但是經過特殊高倍電子顯微鏡的觀察下可發現：最健康的六角水經常存在於低溫中，而不穩定的五角水則通常在較高溫中出現。生病時人體組織中的水大部分是五角水，健康人身體中的水多爲六角水。自然醫學界對水的研究報告中指出：五角水活潑而不穩定，會弱化水分子結構，是負面劣質的水。而六角水較爲穩定，能強化水分子結構，因此對生物體是一種正面良好的水，圖（九）、圖（十）。

圖（九）五角形與六角形水

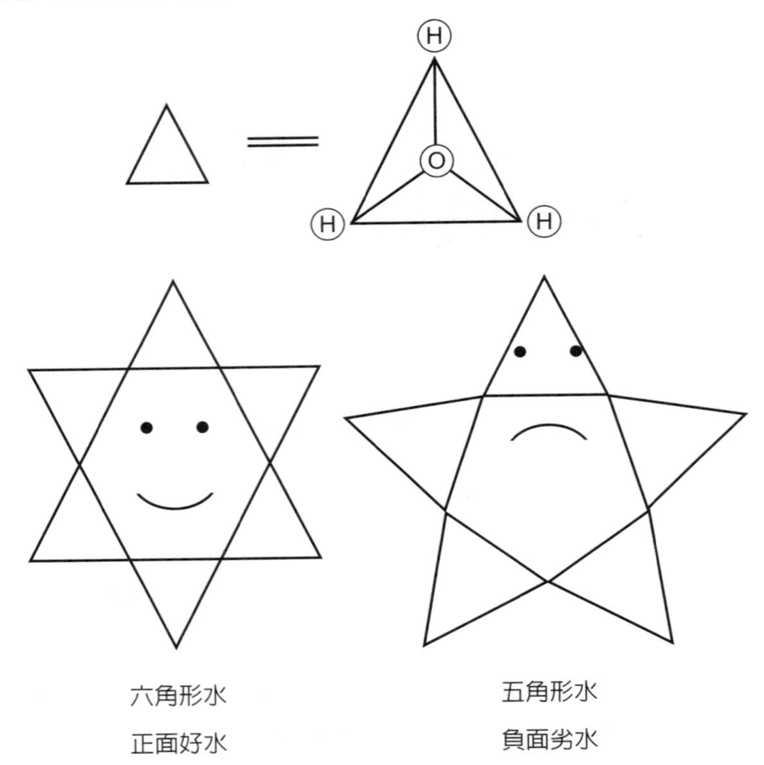

六角形水

正面好水

五角形水

負面劣水

圖（十） 健康體質者體內的水分子

每個水分子都是一個小磁石，經由正負極互相結合，極容易因外界賦予的能量產生新的組合。

分子量越小，在體內的流動性越佳，滲透力越強。

小水分子團（六角水）結構圖

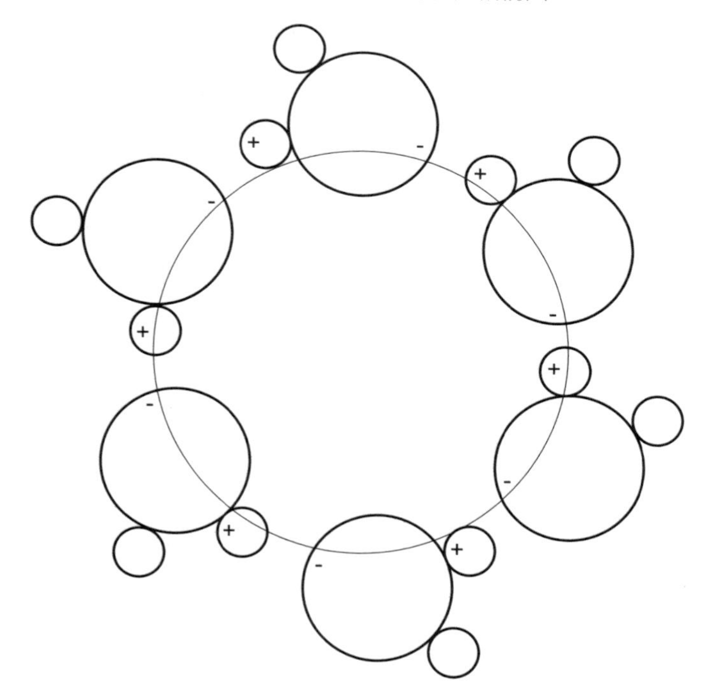

2 礦物質也能影響水分子的結構

各地的水質因爲所含的礦物質不同而有差別，其中最普遍的差異多半以水中含鈣量的多寡做爲區別軟水和硬水的依據。

各地區水中所含不同的礦物質離子會直接影響到當地人民的健康，也就是說，不同的礦物質離子會影響水分子的結構。例如，鐵、鋅、銅、鈣、鋰、鈉的離子電荷大、體積小，可以強化水的結構，因此經常出現在六角水中，並且趨向微鹼性反應；而鋁、鎂、溴、氯化物、鉚、鉀等離子電荷小、體積大，會弱化水分子互相凝聚的結構力，因而常存在於水分子活動力大而不安定的五角水中，並且容易趨向酸性反應，表（三）。

表（三） 礦物質與水分子結構

強化水分子（有利於六角水）			弱化水分子（有利於五角水）		
礦物質	離子	Eww	礦物質	離子	Eww
鐵	Fe^{3+}	51.9	鋁	Al^{3+}	-313.4
鋅	Zn^{2+}	50.6	鎂	Mg^{2+}	-8.8
銅	Ca^{2+}	49.8	氯化物	Cl^{1-}	-7.5
鈣	Ca^{2+}	32.2	溴	Br^{1-}	-7.5
鋰	Li^{1+}	27.2	鉚	Rb^{1+}	-6.3
鈉	Na^{1+}	3.3	鉀	K^{1+}	-3.8

【kJ / mol】

參考資料：J. Moon and M. S. John Bull.
Chem. Soc., *Japan*, Vol.59, 1215（1986）

雖然礦物質存在水中成爲具電解性的離子，並且影響到水分子的結構，但是如果各種礦物質的離子之間結構比例均衡，與人體體液相似，那麼，無論是可強化或減弱水分子結構的礦物質都應該同時存在於水中，方能提供人體完整均衡的礦物質。

不必喝尿的尿療法

許多病患爲治癒病痛，勉爲其難的接受「尿療法」，也就是說以喝自己的尿來治療自己的病，中醫學理也有服用「童子尿」的偏方。坊間有關尿療的書籍甚多，多爲建議和指引如何直接飲用自己排出的尿液，以及各種因爲「飲用尿療法」而治癒疾病的見證。

讀者可記得在前面曾提及水具「記憶」和「複製」的特性？尿療法與其有「異曲同工」之妙。尿液中儲存病患自己各種器官的訊息以及其生化反應資訊，甚至經血液和淋巴系統所釋放出的各種免疫資料都能完整的被尿液記錄下來。此乃因爲尿液中的「水」具有「記憶力」的緣故。當病患重新把排出的尿液飲進體內時，尿液「水」的「記憶效能」被啓動並能激發體內細胞進行平衡調節作用而達到治療的功效。所以，其實「喝尿」也就是「喝自身產生的情報水」，因此，如果「波動科學」配合水的記憶特性，利用水來複製尿液中的「情報」，那麼就只需喝經複製過後的「水」，而不必一定得喝難以下嚥的尿液了。

也就是說，利用水經震盪後所產生的記憶和其複製能力，再配合同類療法（順勢療法：Homoeopathy）的理論，利用核磁共振

MRA或是LFT之能量轉移複製設備，在水中輸入尿液的訊息，經過震盪和稀釋後，複製出對應頻率的稀釋水可以保留原來尿液中的情報，產生與尿液相同的作用，達到調節、平衡及恢復的功能。因此不需直接飲用尿液，只需飲用帶有訊息且沒有異味的水，就可以達到治療和保健的目的，圖（十一）。

圖（十一）利用水的記憶與複製的尿療法

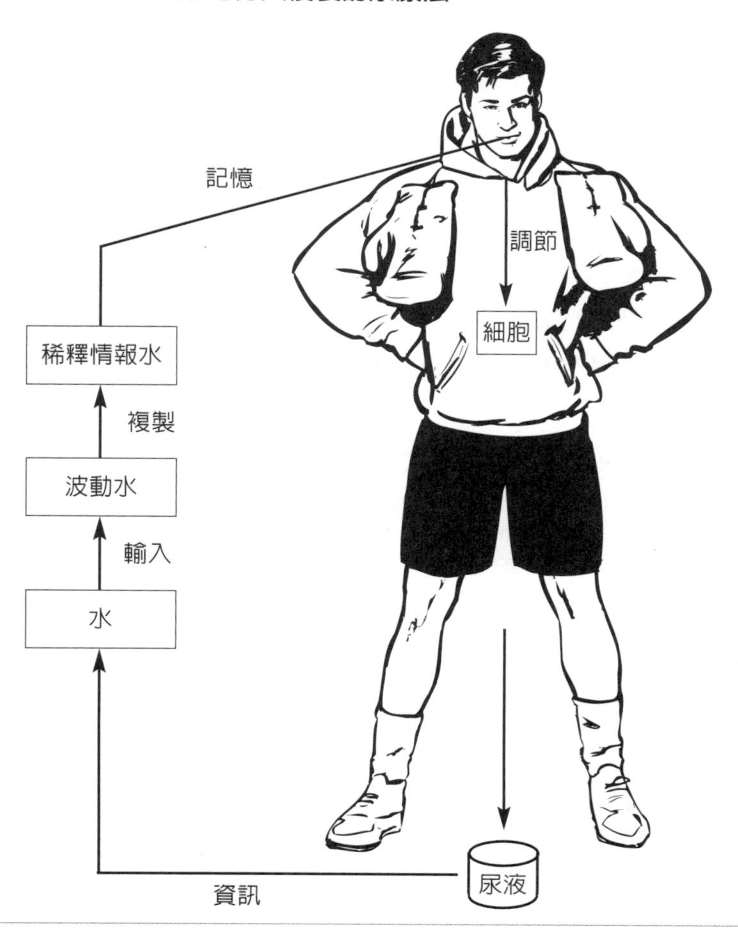

何謂「軟水」和「硬水」

1 「軟水」與「硬水」各有利弊

軟水與硬水的主要區別在於其所含礦物質的多寡；若以水中所含鈣鎂量的多寡而定，並以水中碳酸鈣$CaCO_3$的ppm來換算，就可很明確的知道軟水和硬水的差異了，表（四）。

表（四）碳酸鈣在硬水和軟水中的份量

高度硬水	350 ppm 以上
中度硬水	150 - 350 ppm
輕度硬水	50 - 150 ppm
軟水	50 ppm 以下

水中的鈣、鎂、鐵、錳等礦物質較多時，其陽離子易與水中的特定陰離子結合，形成某些程度的「硬度」，稱之爲「硬水」，反之，則稱爲「軟水」。硬水經煮沸後，會產生礦物質沉澱，並形成加熱器的管線「鍋垢」，而用硬水洗滌衣物則需較多的肥皂方能去除污垢。同時，「硬水」的口感較「軟水」差，國人平日習慣飲用

軟水，因此，如果出國旅遊，飲用較多量的硬水，極可能會引起腹瀉。然而，長期飲用「軟水」，會造成礦物質缺乏，其中尤以微量礦物質不足，乃是導致各種慢性病和及提早老化的主因。

2 水的軟硬度對人體健康及口感的影響

飲用水是人類每日的生活必需品，飲用水的品質不僅關係著人體的健康，同時，由於生活品質的提昇，水的口感也成為重要的選擇條件。

水的硬度受水中溶解多價之陽離子的影響而有差別，其中以鈣和鎂為主要成分，其餘則為鍶、鋇、鐵、鋁、錳等多價陽離子。此外，水的硬度亦受到pH值的影響而有所不同。一般而言，水的硬度過高（超過300mg/L），除口感不佳外，尚可能引起泌尿系統結石，因此必須煮沸並除去水垢方能飲用。中等硬度的水則因含有適量的礦物質，所以喝起來比較甘甜，而且，若是水中又含少量的二氧化碳和氧，那更是清涼可口。影響水「口感」的因素除了硬度之外，尚與總三鹵甲烷、氯鹽、硫酸鹽和水源產地等具有相當的關聯。當然，小分子水是頗具口感和保健原則的水，但要享用到小分子水，則必須將自來水做進一步的處理。

專家學者研究「飲用水中的硬度對人體健康的影響」，經過的結論為「水中硬度的高低與循環系統疾病的罹患率呈反比關係」，換言之，經常飲用硬水者較飲用軟水者其心血管疾病的罹患率為低，飲用軟水的居民其中風和心肌缺氧的死亡率為隨飲水之硬度增加而減少。國內自1996年至1998年期間研究報告亦顯示，飲用水硬度與冠狀心臟病及腦血管疾病的死亡率呈反比關係，此外，有關直腸癌及結腸癌案例分析結果，飲用水中的鈣濃度與其患病風險亦呈反比關係，也就是說，飲用水中鈣濃度愈高，其腸癌罹患率愈低。

總而言之，若水中含有適量的礦物質，對身體保健必有正面的功效。

水在人體內的生理分佈

「水分」是生物體內最重要的必須營養物質，人體中有一半以上的水分存在於細胞中，一方面促成其他各種物質的產生，同時又繼續分解各種物質，也就是不斷進行所謂「新陳代謝」的作用，而其中，水分是絕對不可或缺的。

人體的血液中亦有一半以上是水，血液以其中的水分來運送養分和廢物。存在於血液和細胞組織之間的水分，叫做組織間液，血液中的氧氣或是營養物質就是透過組織間液而傳送到各組織的細胞內，而細胞內所產生的二氧化碳或廢物，則會經原道路透過組織間液逆向送回到血管中。這些水分在人體內不斷地流動著，以維持身體的平衡。當人體產生疾病時，就會影響其平衡狀態甚至引發功能失調，例如，組織間液增加就會引發水腫現象。

人體內水的含量因年齡、性別而有差異，幼童體內水含量較成人為高，老年人則較成人為低；此外，由於女性的脂肪比例較男性為高，且因脂肪組織中水分較少，所以女性體內的水分較男性為少，見表（五）、圖（十二）為人體內水含量（水分／體重）。

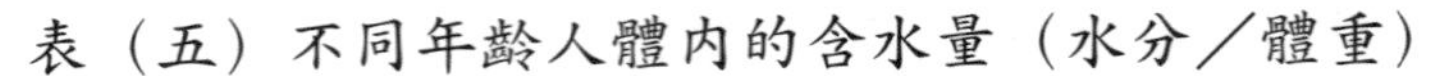

表（五）不同年齡人體內的含水量（水分／體重）

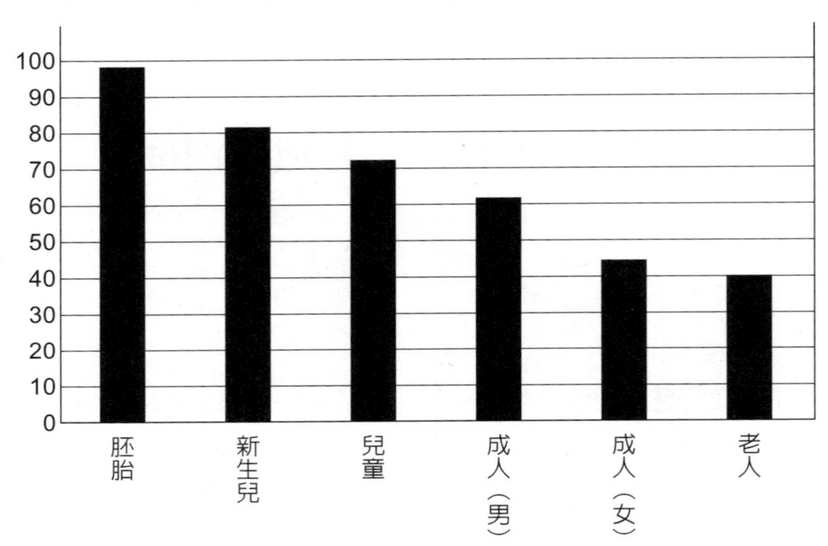

圖（十二）成年男女體內含水比例

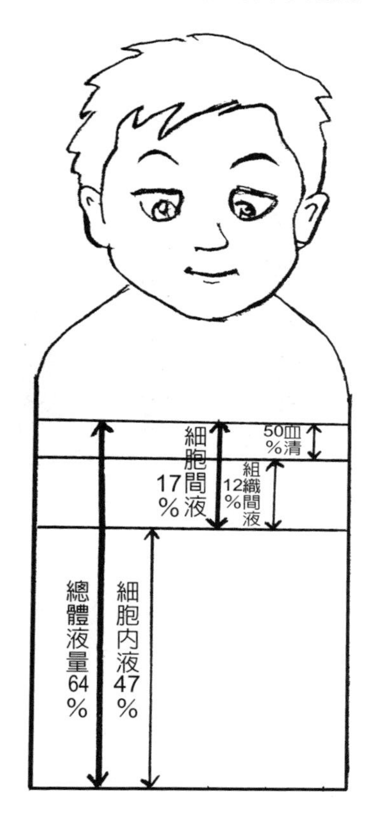

以體重 100％計算
成年男性身體中的
水分約佔其體重的
64％

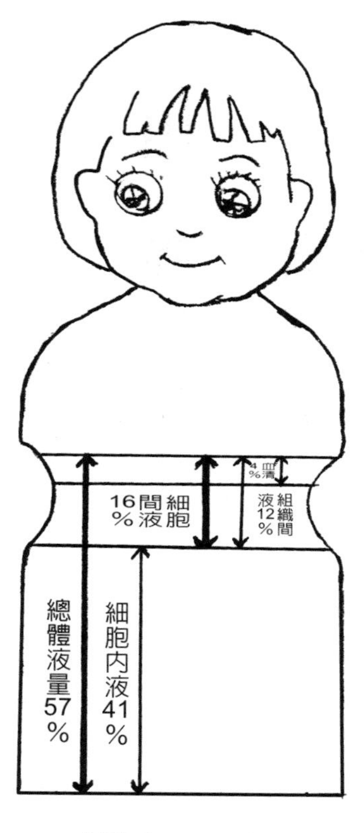

以體重 100％計算
成年女性身體中的
水分約佔其體重的
57％

水的生理效能

人體每日所吸收的水分多半直接從飲水獲得，大約每日飲進1500C.C.的水；其次就是經由食物間接吸收水分，大約有600C.C.；再者就是由體內新陳代謝作用分解養份後所產生約400C.C.的水。人類維持健康，增強生理功能，都必須在有水的情況下進行，因此，雖然水並不包含在五大營養素之內，但是水對生命的維持卻佔有極重要的地位。

水的生理效能可以簡單歸類如下：

1.溶解吸收養分，提供細胞組織必須的營養素。

2.攜帶因代謝作用所產生的廢物，協助排出體外。

3.提高生物體防禦的功能，調節血液的濃度，清除外在異物。

4.維持細胞和組織液的正常。

5.保持身體的恆常性，調節體溫、血壓和酸鹼平衡。

6.解除體內壓力，調節副腎皮質、淋巴組織及消化器官因壓力而產生的不平衡現象。當壓力積存時，腎上腺素或是副甲狀腺素的分泌會增加並阻礙血液的循環，甚至引起荷爾蒙的異常分泌，此時只需藉由飲水，尤其是小分子的水，就能有效地促使血液循環順暢，降低精神壓力。

7.保持皮膚的濕度與彈性，防止老化。

水與人體器官

人體各器官組織都含有水，其中以掌控生命的「中樞腦脊髓」中含水的份量最高，其含水量達99％，其次爲含水佔94％的淋巴系統。其餘如人體血液含水量佔70％，肌肉含水62％，而骨骼也含有50％的水分，表（六）。

表（六）人體各器官中含水的比例

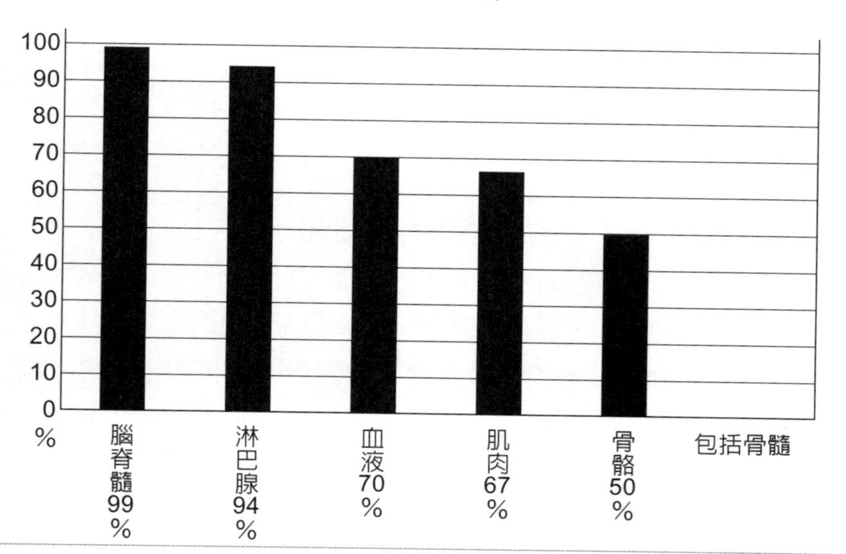

在人體內，所有器官組織內的水均不斷地替換，藉由吸收水分和排出水分來維持身體的正常代謝功能。其中能將人體內的水分排出體外的主要器官爲腎臟和皮膚，其次爲肺、腸、淚腺、性腺等也能排出少量的水分，表（七）。

表（七）人體各器官排除水分的比例

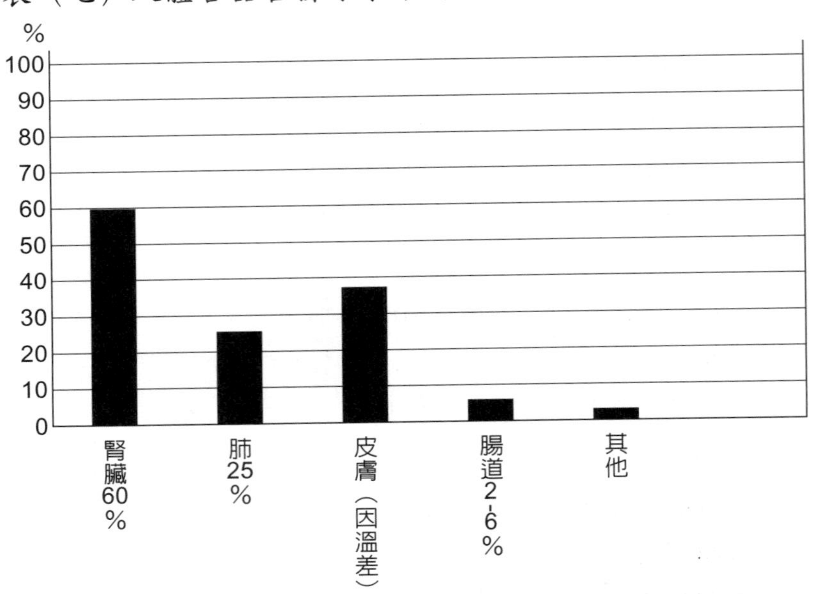

茲將能排除水分的人體器官簡述如下：

1. 腎臟：人體經過新陳代謝作用所產生的廢物，經過血液輸送至腎臟轉化成尿液排出體外，尿液需要充足的水分方能有效地將廢物排除，否則廢物會聚積體內，產生毒素，導致疾病。一般健康的成年人平均每日排尿量約爲1000～1500C.C.，而飲水量自然要高於排尿量方能有效將廢物徹底排出體外。

2.皮膚：炎熱的夏季，水分經汗腺由皮膚排出體外，這是一種正常的體內散熱功能。我們都知道，出汗愈多，排尿愈少，夏季更要經常補充水分，其作用除預防脫水之外，更爲協助腎臟進行排泄功能。在不自覺的排汗保濕功能下，每日平均流失水分約400～600C.C.（毫升）。

3.肺：人體藉由肺部的呼吸作用幫助調節體溫所排出的水分，依體溫、濕度以及呼吸的次數而有所不同，一般成人每月大約有250～350C.C.（毫升）的水經由肺部排出體外。

4.腸道：人體經腸胃道消化吸收後所剩下的廢物，多半由腸道排出體外。成人正常的糞便中需含有70～80％的水分，否則會引起便秘現象。成人經由糞便排出的水分每天大約有100～200C.C.（毫升）。

5.各種消化液：人體內各種消化液包括：胃液、唾液、胰液、膽汁及腸液等，在正常狀況下，均能被腸壁吸收而不致大量流失，因此排出體外的並不多，但若有某些異常因素例如，腹瀉或腸炎等，無法使腸道進行「再吸收」的功能，則會導致身體嚴重脫水的現象，此時除需由體外補充水分之外，可能還必須以靜脈注射法來補充水分。

6.其他器官：眼睛的淚腺所分泌的淚液、鼻黏膜分泌的鼻涕，性器官分泌的精液和潤滑液，孕母乳房分泌的乳汁及婦女生理期排出之經血和分泌物等，都是人體器官排出水分的管道。

喝水的方法

1 喝水是一大學問

從醫師到養生專家都認爲多喝水可以幫助排除體內的毒素，維持正常的代謝功能。因此，養成良好的飲水習慣，可有效預防便祕、青春痘、血栓、結石等功能性障礙，並可維持皮膚的正常濕潤度，防止老化。

市面上含水的飲料，隨處所見，除礦泉水、加味水、蒸餾水及包裝飲用水之外，尚有運動飲料、茶、汽水、果汁等，花樣百出，令人目不暇給，但要如何選擇優質的飲用水，使我們能夠眞正享受喝水的快樂與健康，則是一門大學問。

除患有腎臟病、心臟衰竭、肝硬化的病人不宜飲用太多的水外，其他的人每天至少需飲用2500C.C. 以上的水。

水是人體的清道夫與守護神，人類可以斷糧，卻不能缺水，人類可以不吃東西，進行斷食，但絕不能斷水，進行斷食療法或是高僧閉關時，雖然可以十天半月不進食，但卻不能一日不喝水。

由口中喝下去的水，吸收速率快的話，十分鐘就會達到皮膚表面，二十分鐘後即到達細胞內部，其主要取決於水的性質與狀態，也就是說，「分子集團小的水」能迅速滲透人體，爲腸壁吸收且快速到達身體各部組織，發揮促進新陳代謝與排泄的功能。因此，飲用「分子集團小的水」，排尿頻率會增加，幾乎喝水後不到十分鐘就會想上洗手間，此外，水質一旦改變，尿液也會隨之產生變化。

2 喝水的十二法則

下列是喝水的十二法則，也是最正當飲水方法：

1.清晨一起床，就先喝一杯水，最好是飲用含有充份礦物質的小分子水。

起床後，人體的交感神經開始興奮，而副交感神經漸趨安定，而飲水後可以刺激胃壁，而胃受到刺激時則促使副交感神經再次興奮，增強胃腸的蠕動，因此可以促進消化和排泄功能，使排尿、排便順暢，新陳代謝作用正常化。同時，及時補充因睡眠時段中失去的水分、降低因長時間沒有充分水分補給之血液的濃稠度，可以預防晨間中風和心臟病的發生率。

2.睡前喝一杯水。

不要因爲怕夜間起床而不敢喝水，其實人體在睡眠的時候會自然發汗，並且從呼吸中也喪失不少水分，因此如果不能在睡前補充水分，在水分喪失卻不能適時補充的情況下，早上起床後會有口苦和口乾舌燥的感覺，因此最好在睡前半小時內要預先補充含有電解質或離子化礦物質的水，以維持體液和血液濃稠度的平衡狀態，預防夜間和清晨中風，同時也能降低尿液濃度，預防結石的發生率。

3.用餐前後。

應補充足夠的水分。西方人先喝湯，東方人後喝湯，一般人吃飯後喜歡喝一杯茶，這些習慣都是各有千秋，只要在飯後半小時內，適量補充水分，並提供必要的電解質，增加腸胃的消化吸收率就達到了飲水的效用。

4.運動時也得隨時補充水分和離子化礦物質。

運動員在競賽時，為了減輕身體負擔，多半不喝水，但是如果在暑熱下，身體水分不足，血液變得濃稠，體內的電解質失去平衡，反而產生不正常的生理現象，因此補充適量含有電解質的水是很重要的。

5.發燒、感冒、血壓高、腹瀉的病患也得常喝水。

在治療高血壓時，除了藥物之外醫生常搭配利尿劑，因此更需補充水分和電解性礦物質。感冒發燒時體內水分因發熱被蒸發，因此要經常喝水補充，並且喝水以降低體溫，多喝水多休息才能早日康復。腹瀉的人，最怕脫水，因此不要因為怕腹瀉而不喝水，如果腹瀉太嚴重，則必須去醫院打點滴注入生理食鹽水以防脫水。

6.精神壓力重和經常頭痛時要多喝水。

精神上或工作上感受到壓力時，神經系統出現緊張狀況，慢慢飲用含有離子化礦物質的小分子水，可以讓水分子快速進入細胞內平衡電解質，鎮定神經以舒緩壓力。

7.喝酒前先喝水。

喝酒前先飲一杯含礦物質的小分子水，可以防止酒精直接刺激胃粘膜而造成傷害。同時胃中的水可以把酒精沖淡，緩衝肝臟對大量酒精進行排毒的衝擊，降低肝臟的負擔，減少宿醉的不適。

8.患有痛風的人要多喝水。

痛風的患者，其血液中的尿酸值普遍升高，通常經由尿液、糞便及汗液排出體外，但是最主要尿酸的排除通道還是經由腎臟經過尿液排出，因此痛風患者常常有尿酸過高的現象。喝水不足，尿量減少，導致體內尿酸排泄功能降低，尿酸值就會升高，引發關節腫痛，此時除了飲食調節控制尿酸的產生外，並要大量喝飲小分子水，使尿酸盡量早些排除體外。

9.容易有結石的人及泌尿器官發炎的人要多喝水。

容易產生腎結石、膀胱結石、尿道結石或是膀胱炎、尿道炎的人，大多飲水量都不足。當尿量減少，造成尿液中結石的成份濃度增高時，就有產生結石的機會。憋尿致使尿液在膀胱中滯留，造成細菌滋生。如果沒有攝取足夠的水分，適當的排尿，就會引起膀胱和尿道感染。所以預防結石，以及膀胱和尿道發炎，最好要多喝滲透性強的小分子水，並且養成不憋尿的習慣。尤其是晚上睡前應喝一杯水，以補充夜間八小時間經由流汗及呼吸時流失的水分，讓睡眠時段的尿液不至於太濃，這樣就很容易達到預防的功效。

10.經常吸煙和有慢性支氣管炎的人要多喝水。

因為水是最好的溶劑，可以稀釋沖淡人體內各種有害的物質，使其毒性減弱，因此，多喝水，可以降低尼古丁在人體內的毒害，同時小分子水能促進身體新陳代謝功能，能促使因抽煙而吸入體內的一氧化碳排出體外，排除附著在肺葉和支氣管上的焦油，減輕支氣管的刺激，並降低痰液的粘稠性，使其容易排出，減少咳嗽和氣喘，讓呼吸順暢，因此有煙癮的人，最好每天多喝含離子化礦物質的小分子水，除了補充因吸煙而喪失的水分，和被破壞的微量元素外，並且稀釋體內尼古丁和焦油。但是，最好的方法，是在想吸煙時，用一杯水來代替，慢慢飲用，說不定還可以達到戒煙或節制煙量的成效。

11. 腎臟病與心臟病的患者，飲水要限量。
患有腎臟病、洗腎、以及因心臟病而引起水腫的病患，因爲要減輕腎臟的負擔，必須依照醫師和營養師建議的飲水量飲水。

12. 水分的補給時間因人而異。
個人的生活環境有所差異，補給時間也不同，不過成人每天平均需飲用2000C.C. 的水（包括用餐的湯和其他飲料）。通常飲水時間最好養成習慣，例如，早晨起身後，早、中、晚上以及用餐時間，再加下午茶和睡前飲用，則可維持體內水分的良好平衡。

現代自來水的危機

1 喝錯水有如「慢性自殺」

平均每人每天最好要飲用2500C.C. 的水，除了少數限制飲水量的腎臟病、心臟病以及肝病的患者外，醫生皆鼓勵病人多喝水。但是，如果我們在喝水的同時也喝進大量的污染物，甚至是有毒或致癌物質，我們就得慎重考慮是否應該多喝水了。也許飲用這些污染水在短期內沒有立即性致命的危險，但就長遠的影響看來，其實它就是「慢性自殺」的幫凶甚至是元凶。

根據觀察結果發現，國民對於本國水質極度沒有信心，因此各式的淨水器大行其道，瓶裝水充斥市場。然而這些所謂淨化過的水，是否就能保障對身體的健康呢？原則上，我們只能說這類水可以喝，並且有些水能維持生理的各項機能，但是，長期飲用淨化水，會導致礦物質和稀有礦物質的缺乏，然而這些礦物質卻是維持生命最重要且不可或缺的元素，如果長期缺乏礦物質和稀有礦物質就會迫使生命體走向「慢性自殺」的道路。可悲的是，目前的水質不但含有百餘種污染源，而且又極度缺乏有益身體的各類礦物質，因此，瞭解眞正健康的水質及正確的飲水觀念，爲養生保健最重要課題。

2 水遭致污染的原因

有一個謎語是「什麼東西越洗越髒？」，其答案是「水」。水清洗、淨化骯髒不潔的物質後逐漸變成廢棄的污水。根據物質不滅定律，在大氣層籠罩之下，地球上的水分不會增多，也不會減少。地球上的生物所賴以維生的水，永遠可以不斷地循環再利用。五百年至五千年前甚至五千萬年前所使用過的水，也正是我們目前正在使用的水，水只會越來越髒而不會越來越乾淨，因此，人們現在使用的水，其純淨度當然遠不如遠古期的水。

自許聰明的人類，如可遵循天然淨化的自然過程，而不加重水質污染源的話，我們還可繼續享有潔淨的水。但根據專家統計的結果，地球上的水，海洋約占97％，兩極冰帽約占2.27％，而河川、湖泊和地下水共占0.73％，而現今人們所飲用的水源絕大部分僅取自河川、湖泊和地下水源，並且在這類水資源上能爲人類經常取得的地方又非常少，因此人類必須重複使用相同的水之頻率極高，水污染的情狀只會趨向逐漸嚴重。

目前，台灣水質污染多半來自用水上游各類工廠所排放出含有化學毒素的工業廢水，及家庭用水所排放出大量的清潔劑，例如，十二烷基硫酸鈉（Sodium Lauary Sulfate; SLS）、有機腐蝕物、乾洗店使用的清潔劑—四氯乙烯等。此外，農業和畜牧業所排放出來的污水、因燃燒塑膠、電纜、輪胎、橡膠以及家庭髮劑、殺蟲劑所引發空氣塵埃污染形成酸雨，造成水源二度污染。可怕的是，這種受到嚴重污染的水，就是我們賴以維生之地下水或自來水的源頭。

其他如加油站的汽油揮發物，以及車輛排放的廢氣，含有不完全燃燒的多環芳香烴、甲醛、苯、丁二烯和四乙基鉛，醫療廢棄物聚氯乙烯（PVC）經燃燒後所產生的戴奧辛等，這些物質揮發至空氣中，不但造成空氣污染，更會隨著雨水降至地面，造成河川和地下水源的污染，如表（八）。

3 來自「自來水廠」的水並非最佳飲用水

自來水廠以「沈砂池」和「急速過濾法」去除水的雜質，並且爲消除水中的惡臭以及大量的氨、鐵、錳、鉛和微生物細菌污染，自來水廠必須在水中加入15～80ppm的氯。截至目前爲止，自來水中氨性氮的污染量有逐漸升高的趨勢，自來水中的氯用量勢必也隨之提高。

一般人對自來水不滿的原因，除了「味道不好」之外，最主要還是因爲水中含有細菌、消毒劑和致癌物質，重金屬等多重污染，很可能是導致疾病的根源。

自來水的污染來源，有如前述，主要來自人爲的因素，工業廢水、家庭排放的污水，非法垃圾的傾倒等造成水質逐年惡化，甚至連魚蝦都無從存活，且這些水源，逐漸混入我們飲用的水源中，爲了消除惡臭及腐敗的細菌，自來水廠不得不使用大量的氯；同時爲了快速除去嚴重的污染，自來水廠多採用「急速過濾法」，此種方法，是使用化學藥品凝集劑快速將浮游物吸住沉澱，如果水源污濁程度大時，所用的藥劑也相對的增加，同時也影響到原有的水質。

目前，自來水廠的水源，多來自河川，再聚集至水廠進行淨化處理，雖然經過多重去污處理的程序，但在直接水源已遭過度污染的情況下，要處理得十分完善極爲困難，表（九）。

表（八）造成疾病的水污染源

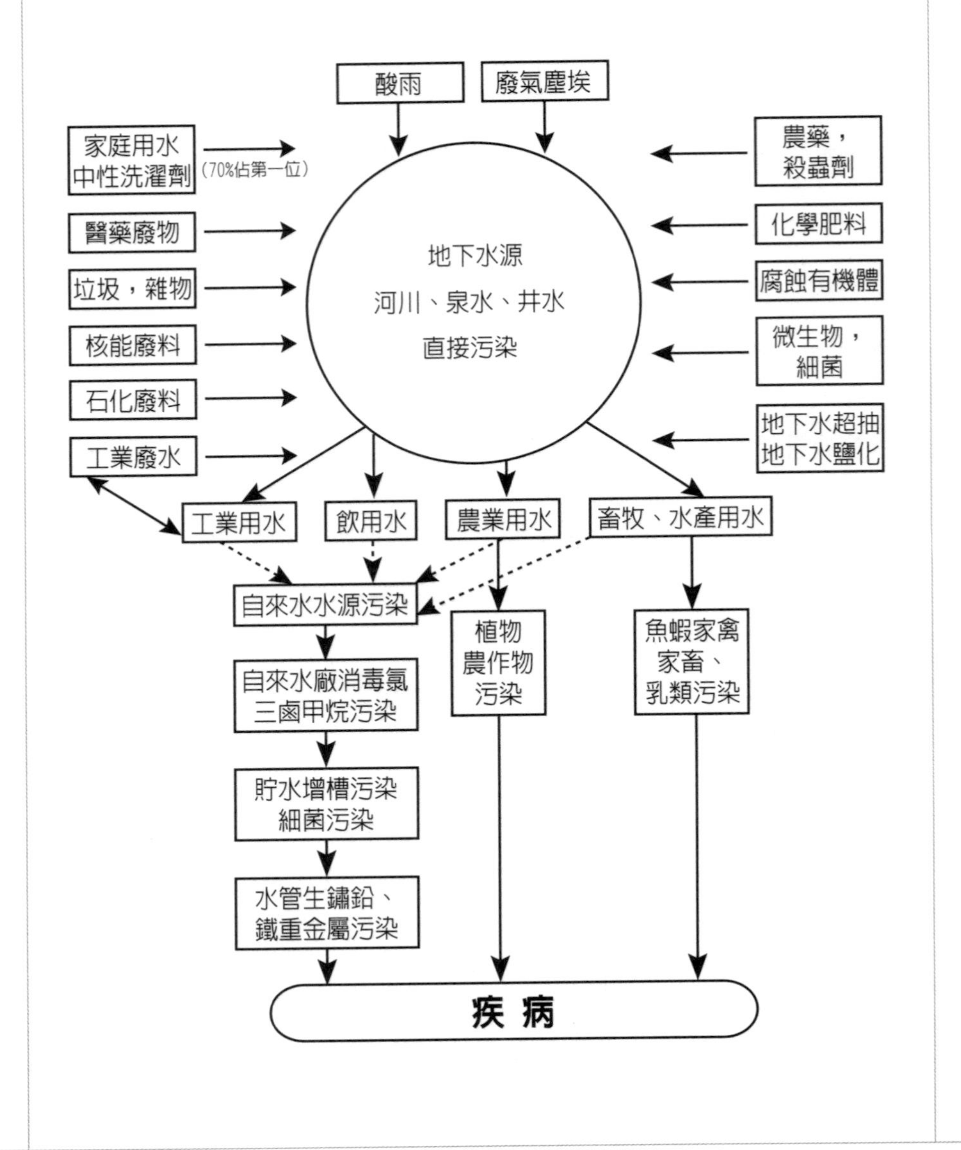

表（九） 自來水廠的水質處理方法

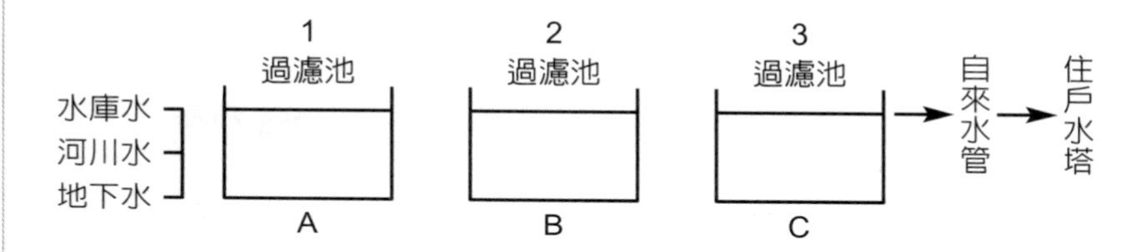

A.第一道：欄物柵清除水中之廢棄物（如，樹枝、塑膠袋、保特瓶等）。

B.第二道：濾網濾除水中之雜物（如，樹葉、雜草、紙屑等）。

C.第三道：加入明礬使水中浮游雜質產生沉澱作用。

D.第四道：加入大量的氯以達消毒、漂白之功能。

優點：能將水中大部分肉眼能見之雜質去除，及達漂白及消毒之功能。

缺點：已溶解水中之化學物質及重金屬無法有效去除，加氯消毒之份量不易控制，對人體可能造成慢性傷害。

例如，高雄地區的水質惡劣程度堪稱「台灣之最」，雖然也經過自來水廠的「各種」淨化處理，但是誰有勇氣以自己的健康做為賭注，直接飲用自來水呢？

4 「自來水」水質標準並不完全合乎健康原則

自來水中含氯量增加時，會產生大量的氯和氨性氮的殘留結合物—氨胺黃，造成水中含有氯臭味，多餘的氯又會進而產生三鹵甲烷。有關三鹵甲烷的水污染會在下一個部分做更加詳盡的解說，因爲它是不可忽視的致癌物質。

1998年1月，重新修正自來水的水質標準，其中歸結約有56種污染物質的最高限值，但依據此限制，並不能保證國人的飲水安全。水源一經污染後，若想完全依賴自來水廠的處理，其結果定會令大家非常失望，尤其是水中不超過設定值的低濃度「微量污染物質」才是更可怕的殺手。傳統的水污染問題，僅著重於石綿、殺蟲劑、細菌、重金屬及硝酸鹽等的污染，但有關工業溶劑、三鹵甲烷的水質污染以及從水管溶解出的鉛、鋅、鎘、銅等重金屬污染以及從塑膠管中溶出的氯乙烯、二甲基甲醯氨（DMF）、丁酮（MEK）、四氯化碳等二度污染卻無有效的防治規劃，所以，以「自來水」爲飲用水源的國人，只有在慢性毒害中自求多福了。

5 目前台灣的自來水尚不能生飲

台灣的環保署於1989年剛成立時，第一任環保署署長曾就立法院對台灣各地自來水飲用標準所提出的質詢，發表一項由環保署所做的調查報告，其中指出，若要求自來水公司將輸送到每一戶的每一滴水都能達到生飲標準，其所牽涉之範圍實在太廣泛，在此將主要內容簡述如下：

1.自來水的水源（河川、湖泊、井水、地下水等）之污染防治。

2.自來水公司的設備更新（如採用O_3臭氧消毒，而非加氯消毒）。

3.老舊的輸水管全面換新並定期更換，且立法保護。

4.每一用戶之儲水槽、水塔、水管之定期清洗、保養、維修、更新等。

以上四項內容必須徹底執行並全面實施，方能使自來水達到生飲標準，如有其中一項未能做到，則全功盡棄，故整體工程之浩大及技術之繁複，絕非以金錢及時間所能克服和解決。而家庭用水中，除了1％～2％爲飲水外，其他絕大部分皆使用於洗滌方面，因此當時環保署曾提出一套「飲、用分離」的方案，就是將自來水單純用來洗滌，至於飲用水，則需自行淨化過濾，或者至少要經過煮沸才能飲用。當然，經過十多年的改進，台灣地區自來水的品質，已經符合國家標準，但是基於水管、水塔等的保養清洗不當，自來水的直接飲用問題尙未能完全解決。因此目前所謂的生飲自來水，還必須經過市面上所售各種淨水器和飲水機的過濾處理，才能稍稍安心飲用。

6 水污染對於人體健康的直接影響

飲用水處理不當，其對人體健康的影響，除沙門桿菌、大腸桿菌、霍亂、痢疾等病菌可造成立即性的疾病外，其他影響均是經年累月所造成的「慢性中毒」，然而這才是最可怕的隱形殺手，表（十）。

表（十）水中污染物對人體健康的影響

污染源	污染途徑	對人體健康影響	污染後可能產生的疾病
鉛	配送管線	對腎臟、神經系統造成危害，對兒童具高毒性，致癌性已被證實	腎衰竭、智弱、癡呆、神經麻木、癌症
鎘	工業污染 地下水	對腎臟有急性之傷害	腎衰竭
砷	地下水	對皮膚、神經系統等造成危害，致癌性已被證實	烏腳病、缺血性心臟病、神經麻痺、癌症
汞	工業污染 地下水	對人體的傷害極大，傷害主要器官為腎臟、中樞神經系統	腎衰竭、癡呆症、中樞神經病變
硒	工業污染 地下水	高濃度會危害肌肉及神經系統	肌肉僵硬無力症、神經病變
鋁	工業污染 地下水	影響骨骼發育及紅血球生長	老人癡呆、貧血、骨再生不良病症
亞硝酸鹽	養殖廢水	造成心血管方面疾病，嬰兒的影響最為明顯，具致癌性	藍嬰症、癌症
總三鹵甲烷	加氯消毒 自來水	細胞引起突變	癌症、流產
三氯乙烯 （有機物）	工業污染 河水 湖水	吸入過多會降低中樞神經、心臟功能，長期暴露對肝臟、腎臟有害	畸形兒、弱智兒、流產、陰莖短小症、心臟病、肝疾
四氯化碳 （有機物）	工業污染 地下水	對人體健康有廣泛影響，具致癌性，對肝臟、腎臟影響極大	肝病、腎衰竭、癌症
沙門桿菌 大腸桿菌	地下水	病菌感染、腸胃炎	痢疾、腹瀉、嘔吐

水中的殺手
——「總三鹵甲烷」

1 何謂三鹵甲烷

「自來水」在淨水場加氯消毒的過程中，水中的有機物會和氯反應，形成「總三鹵甲烷」。「總三鹵甲烷」是由最單純的有機化合物之一的甲烷的四個氫原子當中的三個，與氯、溴、氟等的鹵素替換而成的物質。因爲是由三個鹵素和甲烷的氫互相替換，因此稱爲「總三鹵甲烷」。其中主要的生成物包括有氯仿（$CHCl_3$）、一溴二氯甲烷（$CHBrCl_2$）、二溴一氯甲烷（$CHBr_2Cl$）、溴仿（$CHBr_3$）等，此四者合稱總三鹵甲烷（TTHM）。雖然台灣地區自來水將總三鹵甲烷限量至0.1毫克／公升，似乎是達到標準值，但與WHO（世界衛生組織）所設的標準值0.03毫克／公升相比，卻高出三倍之多。

根據美國國立癌症研究報告指出，飲水中的總三鹵甲烷與人類癌症的增加具有絕對的關聯性。因此，我們不可忽略總三鹵甲烷對人體的危害性。其中以「氯仿」最具代表性，也就是俗稱的「三氯甲烷」，是由三個氯原子取代三個氫原子的甲烷。「氯仿」就是我們所熟知的痲醉劑。圖（十三）經由動物實驗證明，總三鹵甲烷不僅是致癌物質，同時也會造成細胞基因生變，因此對其含量限制，絕不能掉以輕心。此外，在水源地帶，過多的藻類在日間光合和夜間呼吸的交互作用下，會產生更多的三鹵甲烷，尤其當夏天水溫升高，pH 值較高，以及滯留時間較長的情況下，會導致三鹵甲烷量增加，因此即使自來水廠測試合格，但經長時間滯留於水管中，三鹵甲烷的含量亦有逐漸增加的可能。

圖（十三） 從甲烷生成總三鹵甲烷

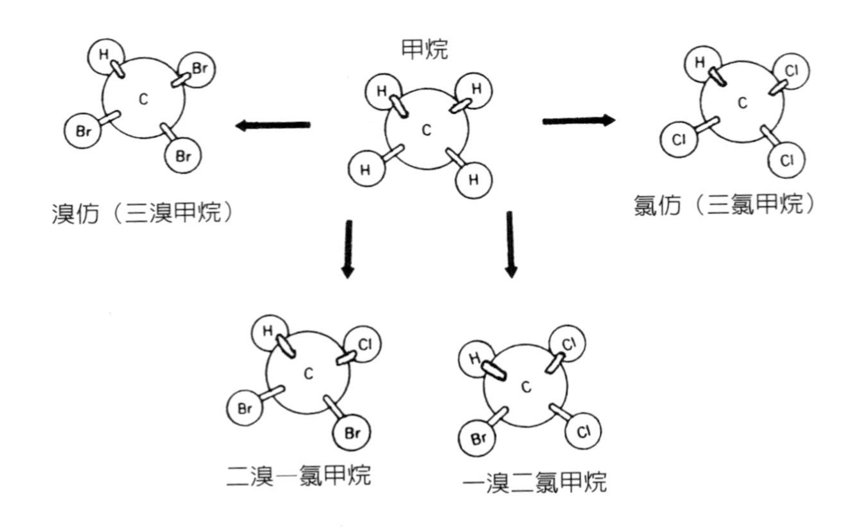

2 如何降低飲水中的氯和總三鹵甲烷

如何避免「自來水中含氯和三鹵甲烷」的致病威脅？唯一的方法就是將自來水煮沸，但要非常注意煮沸的時間與方法。

三鹵甲烷會因水溫升高而逐漸增加，並於煮沸至100℃時達到最高點，此時應打開壺蓋繼續煮沸至少五分鐘以上，使總三鹵甲烷和氯完全揮發。而在水滾後若立刻停止加熱，則適得其反，總三鹵甲烷的量將增加到最大值。此外，用電熱水瓶煮開水，是最不恰當的方法，因爲這只會造成三鹵甲烷量的增加，這但卻又是一般大衆最常使用的方法。爲符合現代人對健康水質的需求，各式強調除氯、除菌等功能的淨水器及飲水機大行其道，雖屬高價位產品，但消費者仍趨之若鶩，畢竟「金錢誠可貴，健康價更高」！

每天飲用含有致癌物質的自來水，雖然不會造成身體立即的傷害，然而日積月累形同慢性自殺，即便我們不願去多想，但這卻是不可逃避的事實。

3 泡澡和泡菜都要快

自來水中所含的三氯甲烷或總三鹵甲烷經過加溫後，量會相對的增加，這些揮發性的有機物可經皮膚滲入體內。研究發現，因爲泡澡的水量大、水溫高，以泡十分鐘計算，體內氯仿總量中有四成是吸入，三成是經皮膚吸入，三成是喝入，但是如果泡澡時間增加至二十分鐘，則吸入變爲六成，皮膚吸收爲三成，而喝入僅爲一成，這就顯示出在密閉的空間泡澡，經由呼吸和皮膚吸入的致癌物質的可怕性了。所以，奉勸各位，爲了健康而泡澡，如果不想辦法先除去氯的話，並不是個理想的方法，如果一定要泡的話，則要快快的泡，時間不要太長。

此外，自來水中的氯，會破壞維生素C、維生素B_1和B_2和其他水溶性維生素群。如果爲了浸泡水果來去除農藥的同時，水溶性維生素會和氯反應而氧化，以至流失15％到30％的維生素C和維生素B群。因此，浸泡蔬菜的時間，也不要太長。

相信了自來水卻又不能相信運水管和儲水塔

1997年8月15日環保署公布該上半年自來水質抽檢結果，發現總不合格率爲0.45％，略較85年高出0.05％。環保人員表示，根據不合格項目來判斷，造成自來水水質不合格的原因，大部分是自來水管線遭到污染或是自來水廠淨水操作程序產生瑕疵所造成。同時在該次抽驗中，高雄市自來水竟曾抽驗到致癌物質總三鹵甲烷超過標準的情形，其原因可能爲自來水廠添加過多氯來消毒所致。

另外，除自來水外，環保署亦針對非自來水地區進行水質檢測，結果一百八十六件採樣中，竟有六十一件未達標準，不合格率高達32.8％，且多半來自井水、山泉及地下水，並呼籲民衆不要飲用，若逼不得已也要經過煮沸後再飲用。

2001年5月，高雄醫學院工務部曾採水樣化驗，指出原水呈現二甲苯反應，同時強調，唯長期飲用含二甲苯的水才會損及肝臟，偶爾飲用並不造成危害，但高雄市環保局及水公司檢測管線內的自來水都未驗出二甲苯，依據環保局解釋，因爲是隨機採樣，因此，有可能採集到合格的水樣。

然而我們姑且相信自來水水質安全無虞，但經測試合格的水，若通過的是老舊的水管，之後存於未經定期清理的貯水槽，那麼，再好的水也會變質。以高雄的水管線爲例，水管線全長達兩千六百〇二公里，然而直至2000年度僅汰換六點一公里，照此進度，若要全面更新水管，可能得等到百年之後。另外，打開水龍頭，若出現紅褐色的水就是鍍鋅鐵管腐蝕生銹所致。以鉛、鐵、石綿等製成的自來水管，當水通過時就會溶出微量的「水管成份」至水中，如果是pH值較低的軟水（即傾向酸性水），其腐蝕水管的程度更形嚴重，因此會造成鉛、鋁、鋅、鎘、鐵等金屬溢出，而鉛與鎘具極大的毒性，若是經常飲用，豈不等於慢性自殺嗎？此外，爲防止水管生銹，有時會在水管內側塗抹一層煤焦油，而煤焦油本身不但就是致癌的化學物質，它更會與自來水中的氯反應，產生戴奧辛的同類物氯化二苯呋喃，這是一種強性的致癌毒物。

上述有關水龍頭流出的水，或因鐵銹而呈紅色，或因鋅而呈乳白色，除因水管腐蝕外，欠缺管理的水槽、水塔也是罪魁禍首之一。因爲，水槽或水塔經久不洗，其底部沉澱的污垢會導致藻類繁殖、細菌叢生，即使原水質極佳，但經過污染的水槽和水塔終究爲致病的「毒水」。

以發生在2002年5月間台北地區乾旱成災爲例，自來水廠實施「供五停一」的停水措施竟導致台北地區上百人因飲用污染水水質而生病。其造成水質污染的主要原因是自來水管之管線老舊、形成裂縫，停水時負壓太大而吸進污水，加上一般民眾的水塔平日缺乏定期保養和清洗，因此病原菌得以趁機進入自來水中，引發疾病。

合乎人體健康需求之水的重要條件

地球上有2/3是海洋，而人體也約有2/3的水。海水中含有近七十餘種的礦物質，而人體中的血液和體液中的各種礦物質的比例，幾乎和海水中的礦物質相同，此足以印證達爾文的進化論——「生命自海洋中誕生」的學理。如果要注射生理食鹽水，其實只要稀釋未受污染的海水就可以了。人體的血液中有90％是水，而人體約有60兆個細胞，均需浸泡於水中方得以生存。所以，沒有食物，人類還尚可存活一個月以上，但若沒有水，至多也只能維持四天的生命，可見水對於人體健康的影響是多麼重要。

人類想要改善疾病，追求健康，就得先從「水」這方面著手，同時並得兼顧其中礦物質的成份及比例含量，才能獲得眞正保健的功效。

市面上的水有上百種之多，但並非純淨就是好水，眞正有益健康的水應具有「生命」。以糙米和白米爲例，將糙米埋在土壤裡，它會再發芽生長，因爲它具有生命、能量，而白米看似純淨，但卻無生命。好水應該也能孕育生命，因此「好水」，就必須具有下列的條件：

1. 未受污染，沒有病原菌、化學物質或重金屬成份，且尚保留水中有益的礦物質和微量礦物質。
2. 以磁波原理，將水分子與水分子之間的污染物質因大分子團被切斷後，而被剝離排出的弱鹼性水。
3. 沒有添加氯和總三鹵甲烷等添加物。
4. 必須含有豐富而均衡的礦物質。一般而言，總固體量（註1）較高的水為硬水，煮沸後會產生水垢且口感不佳，但礦物質含量較多，對身體較有益處。礦物質是重要的營養素，尤其是人體必須的稀有元素，只有在優質的水中才能均衡攝取，想要單就食物中獲得，簡直是「不可能的任務」。例如，構成牙齒的重要元素「氟」（註2），具有防治齟齒的作用，但從一般食物中很難攝取足量，而必須依賴飲用水。

   在1962年，美國的公共衛生部報告，飲水中最先加氟的紐約市紐柏區的兒童們，蛀牙的情形比未加氟前略為增加。在馬利蘭州的巴爾地摩，自1952年飲水中開始加氟，蛀牙的情形反而增加。在波多黎哥，飲水加氟之後，不但蛀牙增加，而且有64％的青少年更因為服用過量的氟，而在牙上行成永久的斑點。同時，氟加入水中後，會有一部分與鎂結合成為氟化鎂而無法經腸壁吸收，導致鎂缺乏，使飲水中加氟的效果適得其反。並且鎂缺乏時鉀就會脫離細胞，因此在水中加氟的地區，患心臟病的機率較高。 但是根據澳洲牙科專家指出常見飲用瓶裝水，對牙齒不利，因為飲用含氟量非常低的瓶裝水以及使用淨水器，因而導致兒童蛀牙不斷攀升。因此，水中氟含量尚未定量，但是，如前所述，飲用含有均衡微量礦物質的水，才是保健之道。

註1：總固體量（Total Dissolved Solids＝T.D.S.）是用來測知水中所含礦物質的總量

註2：但是有關在飲水中加氧的量，卻是關鍵要素。因爲在許多關於水中加氧的報告中顯示出極不相同的結果。

5. 適當「磁化」的水。由於磁礦和遠紅外線，或是以正負磁極磁化後的水，因爲水分子經過磁化和共鳴振動後，會變得活潑，進而產生能量。由於水的磁場具有固定循環周波數，當水受到外界磁波影響時，水的周波數就會產生變化，並會暫時固定於此變化後的周波，因此水被磁化後，會有一段較長的時間產生固定的能量。這種經磁化的「能量水」進入人體後，會產生極爲重要的影響，使電解質產生離解作用，促進血液循環順暢及增強人體活動。

6. 必須是分子排列整齊與密度較高的小分子水。由於受到磁波切斷水分子團的影響，使得重新組合的水分子團變小，形成小分子水，不但口感順口甘甜，能迅速滲透細胞。此種「小分子水」密度較高，帶有粘著性，容易附著於人體的細胞表面進而活化細胞，使體內養份和氧等的運送和代謝順暢，疾病得以早日康復。

7. 水中含氧量需較高，水中原本溶有許多氧，而氧對於血液及細胞而言極爲重要。水經加熱或氯消毒殺菌，會導致氧的流失，但若經磁化，卻會產生吸附外在氧氣的功用，使水中溶氧量提高，對身體健康極有助益。

8. 具有保健功能的水不能含有多量的重水（Heavy Water）。1931年，曾獲1934年諾貝爾化學獎的美國化學家哈洛德．

克雷頓・尤列（Harold Clayton Urey），指出當液態氫被蒸發時，最後會剩下微量比正常稍重些的含有一種氫的同位素，它是普通氫的2倍重，這就叫做氘或重氫（Deuterium，希臘文Deuteros爲二之意），符號爲D。氘的原子核除包含一個質子外，比氫多了一個中子。因此一個氘原子比一個氫原子重一倍，所以叫做「重氫」。氫二氧一化合成水，重氫和氧化合成的水叫做「重水」又可稱爲氧化氘（Deuterium Oxide）。重水主要賦存於海水中，總量可達250億噸。重水現在已是核反應堆運行不可缺少的輔助材料。其最常見的製備法是在鐵鎳電極中重複不斷地電解鹼性水；較輕的氫則會先生成，較重的重水隨後留存。其與一般普通水有著相當不同的性質。就重量而言，天然產生的水中含有5,000份的水（H_2O）和1份的重水（D_2O）。也就是有極少量之重水產於普通水中，約占1/5000，重水亦可由電解稀苛性鈉溶液，隨後蒸發而得，或由經過長時間電解所剩於電池殘留而得。

重水在生物機轉上也很有趣，例如，H：D之正常比爲5,000：1，同時它也會以同樣之比率出現在人體尿液中。但若某人喝的水含較高比例的重水時，其後在他的尿量中也可以發現有相同比率的重水排出體外。即使在15天後仍可在其體內發現約有半數存留。

醫學研究發現，癌症病患細胞周圍的水含有大量的重水，水分子排列混亂。而正常細胞四周均爲以輕水爲主，排列有序的好水。氘從氧中分離變成重水能使某種微生物死亡，並能導致某些種子浸過重水後，即不能發芽。

海水中含有微量的重氫水，一般水質測定以海水的含量爲基準，因此一般水的重氫含量雖爲負值，但如要眞正除去重水，可以用雷射激光法去除，但是成本過高。從高峰積雪融化而成的雪山水，或冰川水因爲來自二萬多英呎高的冰山峰，在水氣化過程中經太陽照射，直接昇華，在經過無數次昇華的過程後所融化而得的冰川水，不但含有高能量，而且氘的含量更低，是難得的好水。

9. 氧化還原電位差低的水才是好水。除水分子束的大小影響水在人體內的吸收和代謝率之外，水的電位變化也直接影響到人體對水的吸收。一般自來水的電位約在500~650mV之間，而優質的瓶裝礦泉水約在300mV左右。水的氧化還原電位並不直接與水分子束的大小和pH值有一定的關聯性。根據日本光岡知足教授所著《腸內細菌的話》一書中指出，水在包括盲腸、結腸、直腸的大腸內重新被人體吸收利用時，其在大腸內的電位差爲-250mV，換句話說，也就是水的氧化還原電位從進入口中的電位一路經過胃降低至+150mV後，再經過十二指腸、空腸而降到-50mV，至迴腸降到-150mV，而最終至大腸則降到-250mV。這一連串電位差的下降，可能是因爲腸道內的微生物經過複雜的氧化還原生化過程使水的電位差下降因而有利人體的吸收。這也是健康食品界近來不斷推崇腸道活益菌神奇功效的原因，因爲腸道益菌最大的功能之一就是有利於水的吸收。因此，水的氧化還原電位愈低，愈有利於人體的吸收，進而達到養生的功能。

以「氧化還原電位計」可以很容易的測量到水的電位變

化，以多種離子化微量礦物質加入自來水中，就可顯著降低水的氧化還原電位，造就有益健康的好水，圖（十四）、圖（十五）。

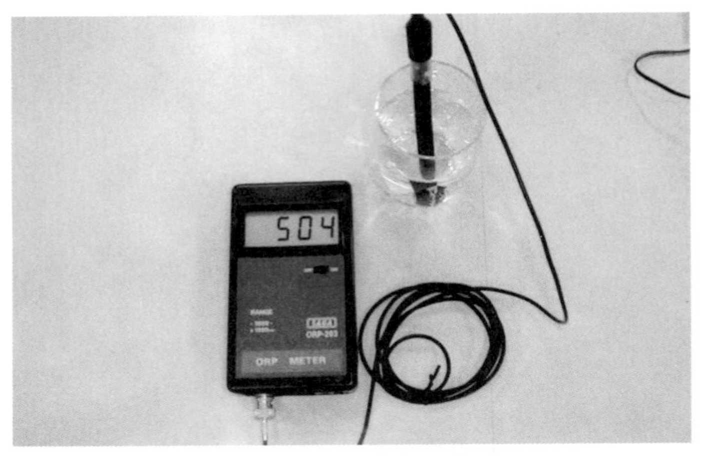

圖（十四）一般自來水的氧化還原電位

一般自來水以氧化還原電位計測試後其氧化還原電位在450～650mV之間。

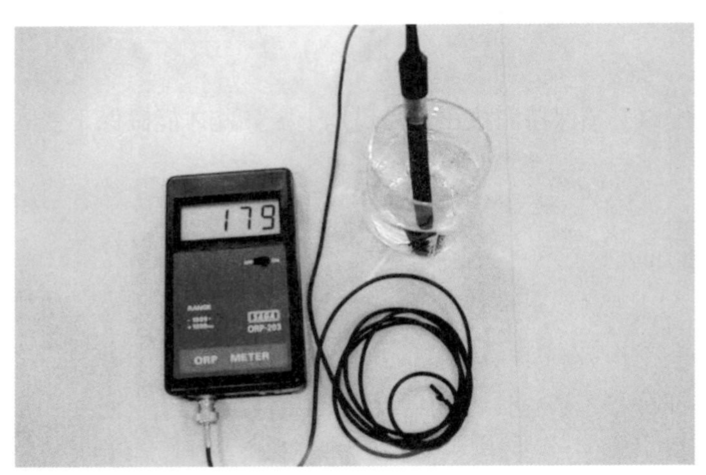

圖（十五）含有離子化微量礦物質水的氧化還原電位

在一杯自來水中加入數滴離子化微量礦物質，經過氧化還原電位計測試後，

其氧化還原電位明顯下降至低於200mV

什麼是眞正的礦泉水

礦泉水又稱爲山泉水，純淨天然且富含多種人體必須之礦物質。眞正的礦泉水，其定義極爲嚴格，歐美國家對礦泉水的要求標準如下：

1. 泉水必須是自然湧出地面的，否則如用抽取方式，較易將地下的污染物質一併抽出。
2. 泉水出口必須保持海拔三千公尺以上，如此才能確保不受其他地層水質的影響。
3. 泉水出水口半徑三十公里內不得畜牧、農耕及人類居住，以免造成地下水源的污染。

以上三項關於礦泉水的要求，試問以台灣目前的生態環境，可有泉水眞能符合國際標準？答案是否定的。目前台灣市售的礦泉水，大部分都是經離子交換以達到軟化效果的「工業用水」，主要是把水中的鈣、鎂離子去除，讓消費者燒開水時不致產生水垢罷了，然而其它的污染物質如細菌和化學污染是很難去除的，而且在處理過程中，須藉助鹽酸及蘇打將陰、陽樹脂先行清洗，才能恢復吸附鈣、鎂離子的功能，因此無形中鹽酸及蘇打也會微量溶解於水中，長期飲用除了會導致礦物質缺乏外，對人體也將造成其他的傷害。

2001年7月8日消費者文教基金會公布市售「礦泉水」的檢驗結果，在十七件礦泉水的抽樣中，只有五種「比較」符合礦泉水的水質標準，其他的十二種則根本不合要求。

因此，要喝到如山泉般甘醇且含有多種礦物質的水，只好自行調製，也就是在淨化過的水中添加「離子化礦物質」。

瓶裝和罐裝飲料危害健康

1 罐裝飲料是疾病禍首

有些人從不喝白開水，一定要喝清涼飲料，例如，果汁、可樂、碳酸飲料、乳製品或加味水等，這些飲料除極少量的果汁外，其餘大部分內容物都是人工甘味、糖、化學香料、色素，甚至防腐劑等。至於其所用的「水」，也未能明確標示其水源和製作過程。同時，長期飲用含糖份高的飲料，會導致食慾下降、營養失調，進而產生肥胖症、糖尿病、精神萎靡及記憶力不集中等功能失調症狀。此外，大量的糖份會帶走體內的鈣質。我們都知道「鈣」是骨骼和牙齒的主要成份，並能保持體內的弱鹼性、平衡肌肉的收縮，同時，鈣與鎂結合能產生均衡作用，維持身體各種酵素的轉換功能。所以，攝取過量的高糖飲料，會造成體內鈣質大量流失進而引起蛀牙、骨折及免疫力降低等問題。

此外，清涼飲料中常含有多量的磷，而身體內磷含量過多，也會導致鈣質的流失。醫生們曾一再提醒家中有過動兒的家長們，不要給孩子喝罐裝飲料，因爲鈣質缺乏，會導致精神焦躁不安，這也是造就校園和家庭暴力的潛在原因之一。

如果家長們繼續放任孩子每日飲用2000ml盡是人工甘味、化學色素等高糖飲料，而非2000ml的天然好水，那麼，這些「國家未來的主人翁」，其健康狀況著實令人擔憂啊！

2 飲用瓶裝水，對牙齒不利

2000年10月間，台灣各大報紙同時刊登以下的醫學報導，並提醒民眾注意攝取微量礦物質的重要性，附文便是有關「飲用瓶裝水和家用過濾心對牙齒不利」的報導。

（法新社／奧克蘭訊）牙科專家23日在奧克蘭表示，時下流行飲用經濾水器過濾的飲水或瓶裝飲水的健康風潮對牙齒不利，因為這些飲水的氟化物含量不足。紐西蘭《前鋒報》當天報導，常喝運動飲料亦會損壞牙齒。

奧克蘭地區自來水的氟化物含量為百萬分之零點七，而瓶裝飲水的氟化物含量僅百萬分之零點一。

公共衛生牙醫師麥凱格告訴紐西蘭《前鋒報》說，牙醫師們發現，使用濾水器家庭的小孩蛀牙人數不斷攀升。麥凱格說：「眾多民眾流行使用小型濾水器，結果出現一大堆牙科病患。」

奧克蘭保健機構的兒童牙科醫生杜華德表示，常喝高度酸性的罐裝果汁或運動飲料對牙齒亦有害。

其實，一般的瓶裝水或飲料，均為過度軟化的軟水，因此除非另外添加礦物質，否則，長期飲用會導致生理障礙。

足見平時適量補充礦物質及微量元素，已是現代人每日必行的保健運動。

市面常見的淨水材質

市面上家庭用之淨水器常用的材質與裝置

1. 精密陶瓷：多半採用0.7～0.8微米孔徑的精密陶瓷濾材，可以過濾大腸桿菌及其他水中微生物等有害物質。大腸桿菌之大小約1.0微米，因此陶瓷孔徑不得大於1.0微米，方能有效過濾水中細菌。

2. 麥飯石：麥飯石爲最常用的淨水裝置，因其具有離子交換功能，可吸附水中重金屬、雜菌、有機污染物質與無機鹽類，此外，還有乾燥及防腐等功能。

3. 活性碳：活性碳又可分爲一般型活性碳和加銀活性碳。尤以加銀活性碳更能有效地防止細菌繁殖，因爲銀是一種天然的抗生素。活性碳除了殺菌和抑制細菌繁殖外，並能除去水中的餘氯（三鹵甲烷）、異色、異味、管鏽及農、工業污染。

4. 鈉（Na）陽離子：Na^+可吸附有機物、軟化水質，且能使水鹼性化。

5. 高密度PVA：密度高的PVA主要能除去水中污染與微生物，可精細過濾，使雜質和純水分離。

6. 磁礦石：磁礦石除具有離子交換的特性外，亦可濾除水中的化學毒物、活化水質，並能溢出多種礦物質。

7. 遠紅外線：係利用多類礦石的組合，以產生電磁波，使水分子產生共鳴震動及活性，同時也可使水分子集團變小、溶氧量變大。

8. 磁力場磁化：依據地球南北極天然磁場的設計原理，採用靜電陰極撞擊產生2000高斯磁性，使水磁化並分化「大水分子」，將水分子變小增強其溶氧性和滲透性。

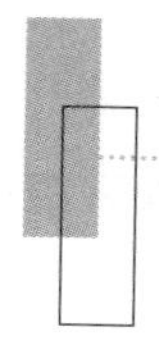

逆滲透水可以去除水中多種污染物質

1 逆滲透原理

逆滲透（Reverse Osmosis; RO）可有效濾除水中鹽類（如，鈣、鎂等鹽類）、重金屬、化學殘留物和菌體等達95％以上。運用RO逆滲透原理的各種科技，包括：海水淡化系統、洗腎機、太空人飲用水、生化製藥、飲料和包裝水的處理，並且廣泛應用在家庭過濾水上。

逆滲透原理主要是將溶液透過「半透膜」（這種對透過的物質具有選擇性的薄膜，只能透過溶劑而不能透過溶質），簡單的說，一個由低分子領域向高分子領域移動的現象，稱之為「滲透」，它是自然界中的一種物理現象。反之，一個由高分子領域往低分子領域移動的現象，則稱為「逆滲透」。再如當我們把相同體積的較稀溶液（例如，淡水）和較濃溶液（例如，海水）分別置於同一容器的兩側，兩溶液的中間以半透膜阻隔，如此，溶液中的溶劑就會穿過半透膜而流向較濃溶液的一側，因此濃溶液側之液體的液面就會比稀溶液體的液面高出一定的高度，形成一壓力差，以達到滲透平衡的狀態，此「壓力差」就稱爲「滲透壓」。

半透膜的性質與滲透壓無關，影響滲透壓大小取決於溶液的濃度、種類和溫度。若是在濃溶液側施加上一個大於滲透壓的壓力時，則濃液中的溶劑就會流向稀溶液側。這種由濃溶劑流向稀溶劑的方向，與原先所述的由稀溶劑流向濃溶劑側的方向剛好相反，此種過程稱之爲逆滲透。簡言之，逆滲透是一種在壓力驅動下，藉助半透膜的「選擇性截留作用」，將溶液中的溶質溶劑分開的分離方法。

2 何謂RO逆滲透水

所謂RO逆滲透水，即是運用前述逆滲透原理，以一層「超薄半透膜」(膜上有無數個小孔，每個小孔的孔徑約爲一億分之一公分)，濾除原水中超過上千種且肉眼不易看見的雜質，製成保留微量礦物質離子的水。因此原水中之農藥、清潔劑、化學毒素、重金屬、細菌、動物糞便以及所產生的異色和異味等均可去除，同時藉由逆滲透壓，還可將污水經污水排放口排出。此種借助自然有效的物理分離方式，達到除去水中之污染的水就稱之爲「逆滲透水」。目前台灣地區家庭普遍使用的淨水器以及大量提供的飲用水，大多採逆滲透方式，圖（十六）、圖（十七）。

圖（十六）逆滲透淨水原理解說圖

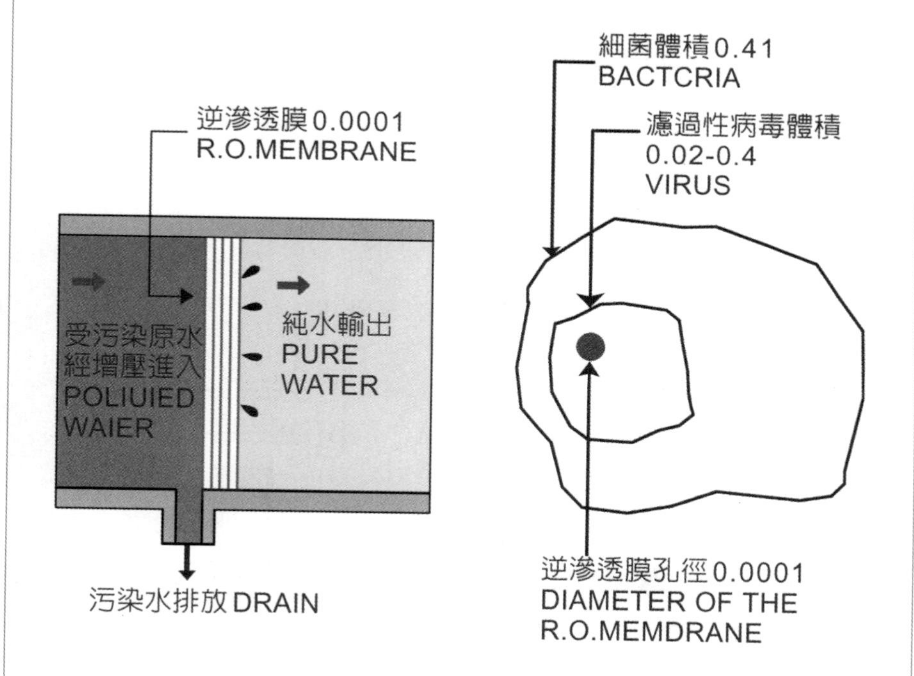

感謝普康興業股份有限公司授權提供此資料

圖（十七） 高雄市區常用的投幣機式的飲用水淨化水質流程圖

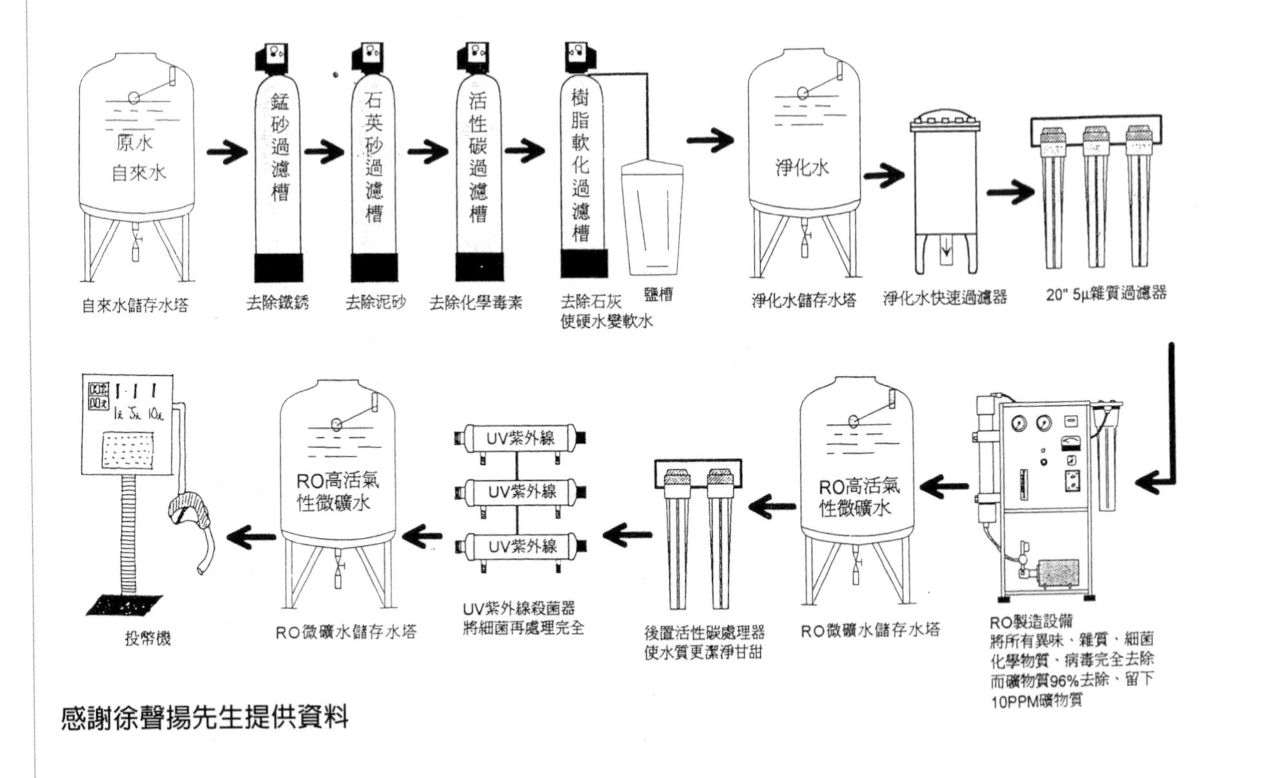

感謝徐聲揚先生提供資料

一般常用淨水法之利弊

常用的淨水法，多半利用各種物理原理以達到淨化水質的功能。茲將使用各類淨水法的利弊簡述如下兩表：表（十一）、表（十二）。

表（十一） 常用淨水法之過濾效果比較表

污染物	鈉	砷	鉛	鎘	鉀	硫酸鹽	鈣	鎂	★	氯化物	氟化物	鹼	排泄物細菌	病毒	有機物	PH總三鹵甲烷	放射性污染物	氯	殺蟲劑	沉澱物	不良味覺及氣味	洗粘劑	寄生蟲	氰	戴奧辛	石棉	阿米巴（變形員）	PCB		能源
淨化法																														
逆滲透法	○	○	○	○	○	○	○	○	○	○	○	○	○	○	○	○	N	○	○	○	○	○	○	○	○	○	○	○	○	水壓
除離子法	○	○	○	○	○	○	○	○	○	○	○	○	●	●	●	○	N	○	○	●	○	○	●	●	○	●	●	●	●	交換
蒸餾	○	○	○	○	○	○	○	○	○	○	○	○	○	○	○	●	N	○	○	◒	○	●	○	○	○	●	○	○	●	電力冷凝器
過濾法																														
活性炭過濾法	●	●	●	●	●	●	●	●	●	●	●	●	◒	●	○	○	●	●	○	○	◒	○	●	◒	●	○	●	○	○	水壓
沉澱	●	●	●	●	●	●	●	●	●	●	●	●	●	●	○	●	●	●	●	●	○	●	●	●	●	●	●	●	●	水壓

符號

○全部清除　　◒ 大部分清除

●不能清除　　N 中性

表（十二） 常用淨水法之優缺點比較表

淨水方法	優點	缺點
1.粗過濾過濾	爲時下一般所使用之過濾器，僅能除去5 μ以上之微粒，如細砂、污泥等。	無法去除細菌、濾過性病毒、重金屬、農藥等。
2.活性碳過濾	可去除有機物、臭味、色素、氯（漂白水），改善味道。	無法去除細菌、濾過性病毒、重金屬、農藥等。
3.離子交換過濾（軟水器）	可使硬水變軟水，只能去除部分金屬離子	水中含鈉較高。易繁殖細菌，且農藥無法去除。
4.煮沸法	爲傳統方法，僅可達到殺菌的功效。	浪費大量能源。
5.紫外線殺菌（U.V）	純粹爲殺菌作用。	無法改善水質。
6.蒸餾法	所製水因脫氧口感差。	浪費鉅大能源。 農藥、微粒、膠質去除效果差。
7.R.O.逆滲透過濾	口感較佳 可將水中細菌、微粒、重金屬等消除淨化，可直接生飲。	水中所含的微量礦物質亦被過濾清除。
8.臭氧	殺菌、消除異味，可去除大部分污染源	無法除去重金屬和水中微粒

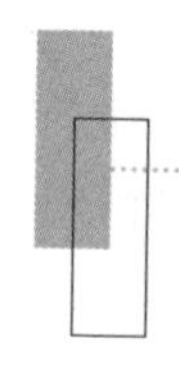

臭氧具有淨水功能

臭氧又名活性氧，以希臘拼音為OZONE，代表「新鮮氧氣」的意思，是一種淡藍色氣體，存在地球表面的大氣層中。少量的臭氧透過陽光紫外線照射，存在於森林、海濱和瀑布山泉間。

臭氧的分子式為O_3，由三個氧原子結合而成。臭氧分子極不穩定，與水衝擊反應後，產生高氧化力的氫氧基（OH^-），而氫氧基易溶於水，可強化水的電荷動能，增強水的淨化功能，同時，臭氧本身具有快速氧化的功能，殺菌力是氯的600～3000倍，而臭氧反應完畢後，即刻還原成氧氣，不會殘留，更不會造成二次污染。

$O_3 + 2H^+ + 2E \rightarrow O_2 + H_2O$

$O_3 + H_2O + 2E \rightarrow O_2 + 2OH^-$

臭氧因同時具有殺菌、解毒、保鮮、漂白、除臭等多重功能，因此非常適用於空氣及水質的淨化。

自來水廠當然也瞭解臭氧的淨水強效，但是因為造價過高，不符合經濟效益，因此，只能以低成本的「氯」來進行水的消毒。然而，水源受污染的程度日益增加，以致藻類繁殖過盛，菌類大量滋生，水廠爲求消毒殆盡，只好在水中加入更多的氯，但是，水中過量的氯與有機物反應，會產生致癌物質總三鹵甲烷，對於人體健康的威脅不減反增。因此，民衆若想飲用「無毒的水」，最好裝置家用臭氧機，因爲它不但具有殺菌、除臭、保鮮等功能，還可除氯並分解、氧化總三鹵甲烷、重金屬及有毒化學物質。

臭氧不僅有助於空氣和水質的淨化，對於皮膚的保養更見奇效。因爲臭氧溶於水，可分解身體毛細孔的污垢和雜菌，恢復皮膚表面的潔淨，使皮膚呼吸順暢，加強新陳代謝的功能，順利排除體內的廢物，保持皮膚的彈性與健康。因此，經常以臭氧水洗濯皮膚或是以海水和山泉瀑布沖洗身體，不但是一種享受，更是最天然的護膚之道。但是使用臭氧，必須遵照說明，不可擅自增加臭氧量，反而導致傷害。

電解水的鹼離子水和酸離子水的功能

市面上五花八門的淨水器，實在多得令人無法選擇，但是因爲民衆對公共水質的不信任，所以對淨水器的需求亦大增。在種類千奇百異的淨水器中，用戶使用率最高，當屬電解水生成器，經其分離過濾的鹼性離子水和酸性離子水，具有特殊保健的功能。

電解水生成器的電解槽內安裝陰極和陽極的電極，當電流通過電極，溶解於水中的陽離子則跑向陰極，陰離子則跑向陽極，各自附著於電極處，然後將此兩種不同極性的離子水分開，由不同的導管流出、收集，這就是電解水生成器的主要原理。由陰極產生的爲聚集含鈣、鎂、鉀、鈉等陽離子水，也就是所謂的鹼性水；而由陽極產生的爲聚集氯離子等陰離子水，也就是所謂的酸性水，圖（十八）。

鹼性水的pH值約在8.5～10.0之間，且因其爲小分子水，利於人體吸收，且能夠消除腸內的異常發酵，因此有健胃整腸，及制酸的效用，同時，經離子化的鈣、鎂、鉀與鈉等礦物質，更容易爲人體吸收、利用。酸性水的pH值約在4.0～5.5之間，具有收斂、洗淨和殺菌的效用，是最天然的收斂化妝水。而其超強的洗淨力，更可用於洗髮、泡澡、清洗餐具等。

圖（十八）電解水效應圖

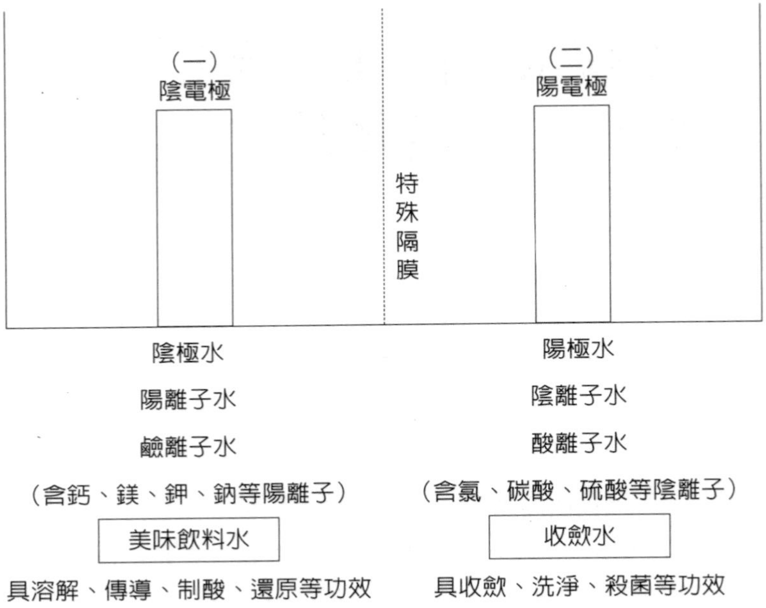

（一）陰電極	特殊隔膜	（二）陽電極
陰極水		陽極水
陽離子水		陰離子水
鹼離子水		酸離子水
（含鈣、鎂、鉀、鈉等陽離子）		（含氯、碳酸、硫酸等陰離子）
美味飲料水		收斂水
具溶解、傳導、制酸、還原等功效		具收斂、洗淨、殺菌等功效

「相對論」、《心經》與水能量的註釋

愛因斯坦的「相對論」與佛教的《心經》兩者所指的能量均可用在水分子的動能上。

二十一世紀已邁入以預防醫學、生物醫學和能量醫學等「自然療法」來提昇人類健康長壽的新時代。生物能量醫學乃採愛因斯坦「能與物質恆等式」的原理，以物質不過是「凝結光」（Frozen Light），而顯示出現代量子物理學的領域。生物醫學認爲，生物體除有物質的形體外，還有一個「以太體」（Etheric Body），也就是「生命力」（Life Force）或稱之爲「人體光環」（Sura）。醫學界常以測量生物體的電流量來檢測病症。疾病的產生則起因於生物體內能量的流通受到干擾而產生的各種異常現象。而磁化水就是結合愛因斯坦的理論和生物能量醫學的實用產品。

雖然，一般人多將「宗教」與「非科學」劃上等號，但西方基督教《聖經》，以及東方的佛教經典《心經》卻都蘊含深度的科學思維。儘管遠在兩千年前，並沒有「氣」和「能量」的說法，但是從流傳至今、佛像背後的金色光體及耶穌基督和天使們頭頂上的白色光環，卻都是象徵「氣」和「能量」的「凝結光」、「以太體」、「生命力」，或稱之爲「人體光環」。

《心經》僅短短的276個字，卻意涵極深的物理定義。經文中所謂「色」即是「空」，「空」即是「色」，即符合物理大師愛因斯坦所述：

「空間／時間不必然是分開存在的，與現實的物體無關。物體不是存在於空間，這些物體是空間的延伸。如此『虛無空間』（Empty Space）的概念便失掉其意義。」也就是說，「虛無空間」本身產生原子與分子的振動狀態。此與《心經》所指「色」即「物質的世界」、「現象的世界」，而「空」是指「空虛」的「空」或是「空無一物」的空。因此，認爲「這個世界是空的」，甚至進入了「平家物語」所謂的諸行無常的世界。但是，事實上，「空」所指的就是以肉眼看不到，以手觸摸不到的「能量」。幾千年前，當然無法想像「能量」的概念，所以只能以「空」來表現。如果「空」是「能量」的話，那麼「色」就可以替換成爲「物質」。因此，「物質就是能量，能量就是物質」，即「物質不滅」定律。

愛因斯坦的「相對論」更以科學的方式證明《心經》。他用$E=mc^2$這個簡單公式來表示。E是能量，m是質量，c是光速。所以能量就是質量乘以光速的二次方。

$E=mc^2$

能量＝質量×光速^2

換言之，「能量就是物質，物質就是能量」，因此，愛因斯坦以科學的方式，證明了《心經》。所以，生物體只要在特定狀況下，就能自然的吸收宇宙能量，並將其轉換成爲物體能量，而加以利用。

磁化水，則是利用磁振波影響「生物」組織的分子振動頻率，重新排列成同調的帶電狀態以及協同特性的原理，使水分子重新排列而成。這與電磁場影響生物系統的終極機制和重力與基本帶電粒子的統合有關。量子物理學家瞭解零點振動，也就是說，任何物體總是在運動中，而最後基本的運動均源之於量子眞空，源之於虛無。

π水、電解水、磁化水和海水都是能量水

近幾年來，飲水淨化的方法日新月益，但都只是著重於水質的改善。而最先進的飲用水，除需著重提高水的純度，去除污染物之外，更需講求強化水的滲透力和溶解力，也就是水必須兼具品質和能量。其中π水、磁化水、高氧水以及海水均受到廣泛的討論，所謂「能量」應屬於生物體的能量，包括：光能、電能、磁能、核能等多種的能量，其在生物體內，屬於一種「氣」的能量（因為水吸收了上述的各種宇宙能量後，當成生物體能量放射出來），這就是我們所探討的「物質就是能量，能量就是物質」的科學理論。無論是以：（1）電場極性產生的磁化水；（2）以礦石磁場產生的磁化水；（3）在水中添加二價三價的氧化鐵、氧化矽和生化陶瓷共振放射出4～14微米電磁波，使水分子活化的π水；（4）除去氯化鈉、保留離子化礦物質的海水；以上均是蘊涵大自然界的「能量」且具小分子式的能量水。

近幾年國際科學單位也相繼發表有關能量水的報告。例如，1998年在法國舉行的第四屆國際腫瘤預防大會中，來自美國加州的博士之研究報告，即發表一份「證實π水可抑制腫瘤」的研究報

告，同時在其他各項醫學實驗中，也有許多運用磁化的能量水以減輕病症的例子，舉凡降低膽固醇、平衡血壓、控制血糖、改善膚質及過敏性體質、溶解「結石」，甚至中風等均有不錯的成效。

值得注意的是，π水和海滷水（去除氯化鈉的海水）不僅是具有能量的好水，其「鈣離子的拮抗作用」更是平衡血液及細胞功能的關鍵。我們都知道鈣是骨骼和牙齒形成的主要成份，鈣不足則易患骨質疏鬆症，且牙齒容易斷裂。此外，鈣在生理機能方面亦佔有重要的地位。例如，溶於血液中的鈣，有助於平衡酸鹼值及肌肉的收縮，同時血液中微量的鈣，能促進血液產生凝固作用，也就是說，如果沒有鈣，血液就無法凝固（鈣在血液中的量僅是骨骼和牙齒中的一萬分之一而已）。

人體細胞中也含有「超微量」的鈣，其所佔比例僅爲骨齒鈣量的一億分之一。然而這些超微量的鈣，卻在細胞中擔負著極重要的生理功能，它負責細胞內訊息的傳遞，因此，若細胞中的含鈣量過高，則細胞會處於緊張狀態，最後導致細胞壞死。此時，必須借重π水和海滷水的「鈣拮抗作用」，使過剩的鈣不能進入細胞內。

註：海水鹽滷中的離子礦物質磷、鎂和微量礦物質錳、鐵均能有效地平衡體內的鈣含量。

磁化共振水爲現代醫學的「水明星」

美國太空總署，提供太空人飲用的水是一種磁化共振水。歐美國家許多運動飲料都經過磁化處理，同時，許多瓶裝乳品也運用磁化使其保存期限增長。然而由於生產成本較高，目前台灣尙未採用。

美國《電化醫學雜誌》（*American Journal of Electromedicine*）早在1996年就發表傑利吉可生醫師（Dr. Jerry Jacobson）報告以最新形式的磁化共振原理，使生物體內的電磁波獲得極微弱低頻率的電磁波感應，進而促進生物體能，使細胞自行活化，可達預防保健、甚至減低病痛的功能。

磁化共振水即是基於此原理的先進科技產物。也就是應用磁振器（Jacobson Resonance）所研製的磁振水。此類使用電場型的水處理器，因爲在水中注入微弱的能量，而使得水分子集團變小，其原理與電流分解原理非常類似，而其製成的水，應都屬於正極磁化水。

磁化共振水的應用原理

水分子在容器內的流動是任意亂射的，但是經過飲用、注入生物體後，則受到蛋白質電荷的影響而「秩序化」，因此在生物體內水分的運動，不再是盲目無序，而是順應生物體內蛋白質電荷的流向，形成有規則的流動。

磁化共振水經特定安全電磁場的切割及頻率振動後，水分子團（H_2O Cluster）變小，水的活動性增強，排列有秩序，硬度降低，含氧量、溶解度和滲透力均大幅提昇，因此極容易被吸收，換言之，磁化共振水在生物體內，能快速進行各項生理作用。

美國多所大學臨床研究已證實：「磁化共振水」進入活細胞內的吸收率，要比一般礦泉水快30倍。

研究「磁化共振與自然醫學之重要性」的機構非常多，對於磁化共振水做過深入研究的學術團體和研究結果包括有：

1. 美國康乃爾大學醫學院（Cornell University Medical School）研究報告指出，磁化共振有助於生物體神經組織的再生。
2. 美國麻省理工學院（MIT）實驗證明磁化共振對於生物體有特殊效益。
3. 美國奧克拉荷馬大學保健科學中心（University of Oklahoma Health Sciences Center）有多位學者教授從事磁化共振水之研究。
4. 中國廣東大學研究證實，磁化共振水可增強消化酵素對食物分解的速度。

磁化共振水的應用是多方面的，例舉如下：

1. 由於磁化共振水分子團愈小，愈能迅速滲入舌部敏感的味蕾，水的小分子團，其吸收、滲透力之高及甜美的口感，遠勝於市售之礦泉水。
2. 磁化共振水應用於運動飲料（Sports Drinks）方面，可使其中的鹽類、礦物質、糖類及維生素等加速吸收，解除口渴與疲勞，並加速體能的恢復。

3. 磁化共振水可使服用的藥物加速吸收，增強藥效，適合醫院、藥房使用。
4. 磁化共振水可使化妝水或保養乳液快速被皮膚吸收。
5. 磁化共振水可延長流質食品或果汁等飲料的保存期限。
6. 長期飲用磁化共振水，可促進消化道的吸收及肝臟廢物的排出，並能清除血脂肪、強化組織細胞帶氧性、增強體能、集中精神、改善失眠、免除焦慮、促進新陳代謝、活化生物體內酵素、改善體質、增強免疫力等。
7. 能縮短外傷及皮膚病的療程，因此「水療」所用的水，以磁化共振水效果最佳。
8. 以磁化共振水漱口，能去除口臭，預防牙結石和牙周病，用於口腔保健頗有助益。
9. 以磁化共振水澆灑植物，可促進生長，使其枝葉茂盛。
10. 磁化共振水可增加水產養殖業的產量，並降低瘟害。

唐磁杯磁化水也是小分子水

「唐磁杯」爲近代自然療法技術所研製的保健輔助品，在其特殊設計的磁場作用下，可使水分子團分裂變小，形成小分子水，因此水的活性增大、硬度降低、含氧量增加、溶解度及滲透力也大爲提高，而由於水分子團愈小，愈能迅速滲入舌頭的味蕾，亦會使水的口感增加。

由核磁共振儀（NMR）可測試出水分子的大小。當磁化水進入人體後，能迅速被組織細胞吸收，產生同步共振現象，增強人體生物膜的通透性，故而能夠活化酵素，增進營養成份和微量元素的吸收，加速細胞內養份與廢物的交換。

市面上唐磁杯的種類非常多，價格差距也相當大，且以唐磁杯做磁化水，量少耗時，因此廠商順勢推出附加磁化功能的淨水器，不但能淨化水質，亦使水分子變小，利於吸收，屬雙極性磁化水。

負極磁化水是養生之水

1 所有生物體都有其自身的磁場

地球繞著太陽公轉同時自轉。地球自轉時相當於發電機的線圈，在地殼部分形成磁場，其磁場凝聚於南北兩極，與太陽之間保持平衡。我們在南北兩極所見的極光，就是由太陽所傳送的電波，太陽風也就是磁氣的作用，換言之磁氣是由陽極（正極）和陰極（負極）所構成。而磁氣和磁場的產生，是由各種元素形成的氣場不斷迴轉所凝集而成。

地球在太陽系中運轉，形成一個小型的磁場，古代黃帝發明的指南車早已印證地球本身就是個磁場。而各種元素之所以會產生磁氣和磁場，主要來自於各種元素的原子結構。以最簡單的物理原理解說，原子的結構主要包括原子核和電子，原子核內又包括質子和中子；質子所帶的電荷爲正電荷，而圍繞在原子核外以逆時針自轉的電子則帶有負電荷。同理，地球與太陽之間所產生的磁場，亦以太陽爲核心，地球繞著太陽進行逆時針自轉，有如太陽帶正電荷（是超強的正磁場），地球帶負電荷（是強大的負磁場）。既然各種元素，皆由不同的原子所組成，並且都帶有正負電荷，那麼，所有生物物體，包括：人類、動物、植物以及微生物、細菌也都有其自身的磁場，並且受正、負極磁場的影響，產生不同的效應。

2 正極磁化水和負極磁化水與人體的關係

水分子間因爲水分子的極性，以及水分子氧鍵負電荷大於氫鍵正電荷的緣故，所以，每一個水分子有如一個小磁石並具有相當的活性，而經由正、負極互相結合，也很容易受到外在賦予的能量，產生新的組合。

生物體中的植物類含水量超過85％，即使是低等動物含水量亦超過80％，而人類體內的含水量則有70％，這些水分子多半存在於生物體的細胞組織內。就人體而言，這些數量高達上億萬的細胞內，含有上億萬個水分子，每個水分子都具有正、負磁極極性，在人體內形成微弱的電路網。根據科學驗證，健康的人體其所帶的體電必須呈高負電位，因此，人體若長期接受正磁場之作用，例如長時間白天工作，而夜晚遲睡，無法得到充分的休息，人體內水分子中的氫鍵端會加強，則體內水份呈現帶正電的情形且會產生正磁場效應，因而導致精神緊張，產生壓力、細胞興奮而耗氧、體液酸性化、人體體內的負電位逐漸減弱等，如此，細胞的代謝功能就會受到影響，而導致各種慢性病、腫瘤或癌症。

由上述可知，水的磁化極性，對於人體的健康與老化過程擔負著最重要的影響力。正極和負極磁化水，對人體均有其特定的效應。因爲正極磁化水的表面張力低，溶解度高，因此可加強人體對藥物或營養素的吸收，並且能防止水垢，淨化水質，可提昇畜牧業或水產業之生產效率。長期使用正極磁化水，雖可加速細胞動能但也會促使細胞加速老化，因此，具收斂性、帶負電、表面張力強、能產生拉力、有鎖定抑制作用、使水鹼性化、並能讓水的氧鍵端之負電荷提高的負極磁化水，才真正適合長期飲用，它不但能協調正常的代謝功能，並且能與生物體本身的磁場頻率產生共振，尤其是在靜坐或冥想或熟睡時，人的腦波呈 θ 型或 δ 型時，身體體內的水更活力，因此血液、淋巴液和荷爾蒙等體液的震動頻率，能促使細胞復甦，淨化並加強各種生命現象，表（十二）。

表（十二） 人的腦波每秒振動的次數與身體活動狀況

波	每秒振動次數	身體活動狀況
β 波	13-30 赫	平常的活動（緊張及激怒時 25-30 赫）
α 波	8-13	放鬆的身心
θ 波	4-8	靜坐進入深度冥想
δ 波	1-4	熟睡

現代的科學已經得知，人的腦波呈低頻率波動時，肉體會處於甦生型。科學家發現當人的腦波呈 θ 型或 δ 型時體內的水傾向更具活力，血液、淋巴液、荷爾蒙、神經系統因而產生復甦的現象。

國內對於生物磁能頗有研究與貢獻的學者首推前台大農工系的葉政秀教授。葉教授秉承數十年的研究經驗，將美國亞伯戴維斯博士（Albert Roy Davis）畢生對生物磁場效應的研究精髓帶入國人自然療法的領域，尤其在「無痛單極磁療法」和「磁化淨化水」的功能領域，開創新的保健養生觀念與方法。

3 負極磁化水好養生

生物體居住在地球磁場中，受到正負極磁氣的作用，也同樣具有正極和負極能源互相調和的功能，一旦體內磁場平衡出現障礙，生理就會失調，病痛與老化就逐漸形成了。因此維持生物體磁場能源順利運行是健康長壽的首要條件。如前所述，一般淨水器或特殊處理的水或能量水，多爲雙極同時存在的磁化水，所產生的爲正磁場效應的小分子水，如果需要改變成負極磁化用水，方法很簡單，只需將水放在單極磁石的負極面約半小時就形成小分子的負極磁化水，或是將有水的容器放在單極磁石的負極上，以長匙或長棒向順時針方向攪拌五、六十次就會成爲負極磁化水。在此所談到的單極磁石，是磁鐵經過特殊處理後，其指向南北方向的極面比一般磁鐵面積大出許多，其指向南極方向的爲單極磁石的正極，可以形成正極磁化水，而指向北極方向的爲磁石的負極，將水置於其上則形成負極磁化水。

每人每天至少需要飲用1500C.C. 以上的水，因此飲水的品質和功能都需兼顧，眞正的好水，無論應用任何方式淨化，都必須含有足夠的微量礦物質，並且具有負磁極能量的小分子水，這樣，才能確保人體中體液的正常化，達到養生防老的目的。

高氧水與健康

1 高氧水有益健康

二十一世紀是個高生化科技的世紀，層出不窮的保健新技術，都是爲了提高生命品質一除了健康外，還要延緩老化，使青春永駐。在這一連串的保健方法中，最受注目的就是所謂的「高氧療法」。

缺氧現象（Oxygen Deficiency）與慢性疾病之間的關聯性，早已受到醫學界的注意。慢性的輕度或中度缺氧，會導致人體細胞的能量不足，長期缺氧，則會引起四肢無力、疲憊、記憶力減退、注意力不能集中、憂鬱、性慾減退，甚至輕微發燒、肌肉酸痛、神經衰弱等症狀。

此外，氧氣能使人體消化道內的益菌充份繁殖（因爲有益身體的細菌，多爲嗜氧性細菌）。這些益菌，不但能制止無氧性有害細菌的滋生，同時更能在消化腸道內產生荷爾蒙、酵素及維生素。此外，還可調節血糖，合成蛋白質，清除腸內毒素，輔助加強免疫機能。因此，適量的氧可以協助人體達成體內的自然平衡作用

（Homeostasic Functions）。

高氧保健著實好處多多，因此，各類的有氧運動、氣功、罐裝氧氣、高氧水等產品紛紛出爐。

市面上所出售的高氧水（或稱爲活氧水）多半是經過淨水處理後的小分子水，含氧量約爲65～70ppm，其強大的滲透力，不但有助於消化吸收，解酒及提神，還能強化呼吸腸胃消化及循環各系統功能。

2 高氧水和維他命O

其實，維他命O只是一種商業名詞，一般所謂的維他命O，應稱爲「生物氧液」（Bio-oxygen）或是「穩定性氧水」（Stabilized Oxygen），或直稱爲「濃縮高氧水」，通常其含氧量約有12000～15000ppm，其濃度和一般自來水含氧量2～4ppm相比，自然高出甚多。

「濃縮高氧水」主要是由水溶液、微量礦物質及含氧量高的氯氧化物所構成。其優點如下：(1)含氧量高，其初生態氧量較雙氧水多出一倍；(2)不會在人體內激發自由基的活性，因此不會造成自由基的傷害；(3)容易保存，保存期可至兩年以上，而其進入體內的半衰期約爲十二個小時以上，因此有足夠、充裕的時間提供體內所需要的氧；(4)無毒性，氯氧化物的主要分解物除氧之外，就是無毒的氯離子，而氯離子也是血液中必要的元素之一。

雖然，維他命O目前在科學論證上爭議不斷，贊成與反對的學派各有堅持，但針對高濃度的含氧液，在國外醫學上確實有下列的功能：

1. 增強體能，使注意力集中，腦筋靈活。

2. 減輕因肺氣腫和氣喘所引起之呼吸困難現象。

3. 心肌缺氧時可迅速提供充足的氧分子。

4. 使血液中黏著的紅血球分散，而達到淨化血液，和加強循環系統的功能。

5. 協助嗜氧益菌的生長繁殖，增進消化吸收功能。

6. 協助肝臟解毒，因此可以解酒、除宿醉。

7. 外用可協助殺菌，避免發炎。

在一杯250C.C.的飲用水中，滴入數滴或數十滴的濃縮高氧水，每日清晨飲用三至四杯，同時再配合飲用添加離子化礦物質的負極磁化水，如此經常飲用，必達改進體質、保健強身及抗衰老的最大功效。

二十一世紀科技新寵「奈米原能水」

1 何謂奈米技術

奈米科技又稱之為納米科技或毫微米科技（Nanotechnology）是二十一世紀最具前瞻性與顛覆性的科技。正如諾貝爾獎得主羅雷爾（Heinrich Rohrer）所說：「（二十世紀）70年代重視微米（Micrometer ；um）技術的國家如今都成為發達國家，現在重視奈米技術的國家很可能成為下一世紀的先進國家。

目前除電腦超精密機材、材料化工、光學領域外，生物科技也積極加入奈米科技的領域，並且投入大量的資金與人力研究此種技術。所謂奈米技術，則是指通常用來描述可見光波長的長度單位，以原子或分子的單位（Nanometer）為單位的理念。科技的進展，Nanometer這個長度單位的曝光率也愈來愈高。「毫微米」、「奈米」或「納米」之命名相持不下，誰也不肯退讓。Nanometer是Nano（十億分之一）加上Meter（公尺），直譯就是「十億分之一公尺」。但是要把它當成一個中文單位，則需要詳加思考。在科技裡「毫」定義為千分之一，「微」定義為百萬分之一，因此「毫微」

正好是十億分之一。至於「奈」和「納」則是Nano第一音節的音譯，本身並沒有微小的意思。Meter意譯爲公尺，有時爲求簡化，音譯爲「米」，因此Nanometer可以譯成「毫微公尺」或者「十億分之一公尺」。但是譯爲「毫微米」是一種妥協，而「奈米」「納米」優點在於音譯簡潔。

我們以十億分之一即爲十的負九次方（10^{-9}）稱之爲「奈」或者「納」（Nano），簡寫爲（n），十的負六次方（10^{-6}）稱之爲「微」（Micro）簡寫爲（u），十的負三次方（10^{-3}）稱之爲「毫」（Milli）簡寫爲（m），其實只要特徵尺寸（Feature Size）小於「微」（Micro）的製造技術，就該歸屬於奈米技術的範圍。

奈米（納米）其長度相當於只有十億分之一公尺。這種超微小的長度，實在難以想像。如果我們把整個地球縮小到十億分之一，地球的直徑大概就只有如一顆彈珠的大小，所以我們可明顯地瞭解十億分之一公尺是多麼微小了。再以我們的頭髮爲例，一根頭髮的直徑等於一千個奈米，奈米長度又相當於將十億兆本書擠在一塊方糖裡。這實在是個超乎想像的細微長度。而奈米微度是大於原子族的，因爲我們知道原子是組成質的最小單位，例如，自然界中氫原子的直徑是最小的，僅爲0.08nm，而非金屬原子的直徑一般爲0.1～0.2nm，而金屬原子直徑一般爲0.3～0.4nm。因此1nm相當於數個金屬原子直徑之和。而由幾個至幾百個原子組成粒徑小於1 nm的原子集合體，則稱爲「原子簇」或「團簇」（Cluster）。

在半導體製程加速進級的科技下，目前已經達到0.11微米的突破性發展。相信不久就能以奈米科技將美國國會圖書館的資訊壓縮到一個僅有0.3厘米大小的矽片上。奈米科技突破傳統製造方法，從物質的最基本單位——原子和分子層次來操控物質，組合出極其微小的新材質。奈米粒子雖然比原子粒子大，但是用肉眼和一般的光學顯微鏡仍然是看不見的，而必須用電子顯微鏡放大幾萬倍，才能看得見單個奈米微粒的大小和行貌。我們人體血液中的紅血球大小約為200～300nm，而一般的細菌的長度約為200～600nm，而能引起人體發病的病毒一般僅為幾十奈米（nm），因此奈米微粒是比紅血球和細菌還小，而與病毒大小相當或略小些。

將來的生物醫技亦可借助奈米儀器進入人體血液循環器官中，對身體各部位進行檢測和診斷，甚而實施特殊治療，例如，疏通腦血管中的血栓，清除心臟動脈脂肪沉積物，甚至可以吞噬病毒、殺死癌細胞等。

美國奈米生技公司Quantum Dot正研發出運用奈米科技偵測數百個比DNA還小的原子大小的量子分子，用以觀察病患體內細胞、蛋白質與疾病的各種反應，或是藥物在人體內如何運作的情形。其實，奈級技術的研究開發是需要材料、化學、機械、醫療及生化等各種科學領域的配合。並能夠應用在醫療環境等廣泛的範圍，所以奈級技術今後的市場規模將逐漸地擴展。

2 奈米原能水是二十一世紀的健康水

「奈米原能水」或是「納米原能水」是以最新奈米科技激動水中的氫原子和氧原子，使水分子更為活躍，且能釋放出其中多餘的溶解物質和氣體，達到水質淨化和活化的功能。

奈米原能水的水分子為磁化的小分子水，且具有消毒、殺菌、水質軟化、口感佳等效果。此外，以奈米技術製造的水含有包括：鉻、鈷、銅、碘、鐵、鉬、硒、鋅、錳、氟、鎳、矽、鋰、鍺、鈦、鍶、銀、鎵、釩等人體必須的微量礦物質，所以，「奈米原能水」可說是二十一世紀「水的新紀元」，相信無論科學界或是醫學界將會逐漸發現，奈米原能水是健康養生的第一要件。

奈米科技突破傳統製造方法，從物質的最基本單位——原子和分子層次來操控物質，組合出極其微小的新材質。

目前，奈米水的技術已經更進一步研發至新鮮果汁和蔬菜汁的能量儲存和吸收利用方面，其中最主要的技術還是在於水分子動能的改變。奈米科技，是二十一世紀最尖端的科技，也是最創新的思考領域——人類可以操控原子和分子＝人類可以操控生命。

「奈米原能水」也就是人類操控健康的新里程碑。

海水篇

生命之始來自海洋

1 由進化論看生命起源

在太陽系中，地球是唯一含水的行星。地球的誕生距今約有四十六億年之久，根據推算，生命的誕生約在三十五億年前，而最原始的生命現象則起始於海洋中。歷經三十多億年的長期進化，原始生物逐漸由海洋發展到陸地，由原生單細胞類，進化至多細胞類，由魚類、甲殼類、兩棲類，進化至爬蟲類、鳥類，進而演化至哺乳類動物和人類的祖先。哺乳類進化的過程大約是二至三億年前。簡言之，人類的祖先生活在海洋中的時間比在陸地上要長得多。

地球的表面，3/4是海洋（約三億六千一百萬平方公里），從太空遙望地球，可以清楚的觀察到：地球是藍綠色的，也就是海洋的顏色，並且具有像棉絮狀雲圍繞在外圍的一個水球。海洋是地球蘊育生命的母體，如您所見，「海」字即是以水爲部首，加上「人」及「母」所組成，中國造字果眞富含深意。

地球表面的水分約98％爲海水，其餘是冰、內陸水和空氣中的雲。海水具有鹹味，是因爲海水中含有大量的鹽類。目前海水的含鹽量以一公斤的海水中含有35公克的鹽爲基準，並且以35‰或35ppt表示。原始形成的海洋所含的鹽類比現在的海洋要少很多，主要原因是因爲由海面蒸發的水形成雲後變成雨，而雨水經陸地時將陸地上的礦物質溶出，聚集成河川而流入大海，如此反覆運轉，使海水逐漸濃，而形成了今日的海水。而各地海水所含的成份，因其他地區氣候及深度以及海流、風向等不同的關係，差別很大，表（十三）。

海水中所含鹽類的總量約爲32×10^{18}噸，若全部沉澱結晶而形成鹽層，則可形成一層厚約150呎的鹽層，覆蓋於地球的表面。

表（十三）海洋及鹽湖的平均含量

海洋		附屬海		鹽水湖	
太平洋	大西洋	地中海	裏海	死海	大鹽湖
3.49％	3.54％	3.9％	6.0％	23％	27％

海水中除含有鹽類之外，尙含有碳和氧。其中碳是由海洋動物呼吸而來，並且部分爲海水中植物吸收，而海水中的氧氣乃來自於空氣，海水漸深，含氧量也相繼減低，圖（十九）。

在礦物質豐富、氣溫適中的淺海地區，各種大自然能量的注入，溶於水中的二氧化碳、氮和礦物質，產生化學變化後，由無機形態，演進成爲有機物質，有機物質經由日光和各種磁場能量的相輔作用，孕育出具有生命的原生物。這類原生物從單細胞演進成多細胞生物，歷經幾十億年不斷地進化，形成現今的植物和動物。

科學家們努力不懈地追溯生命的「起始點」，並從這些千奇萬變的動、植物中找到共通點，那就是，在動、植物的基礎結構中，

圖（十九）海洋之剖面

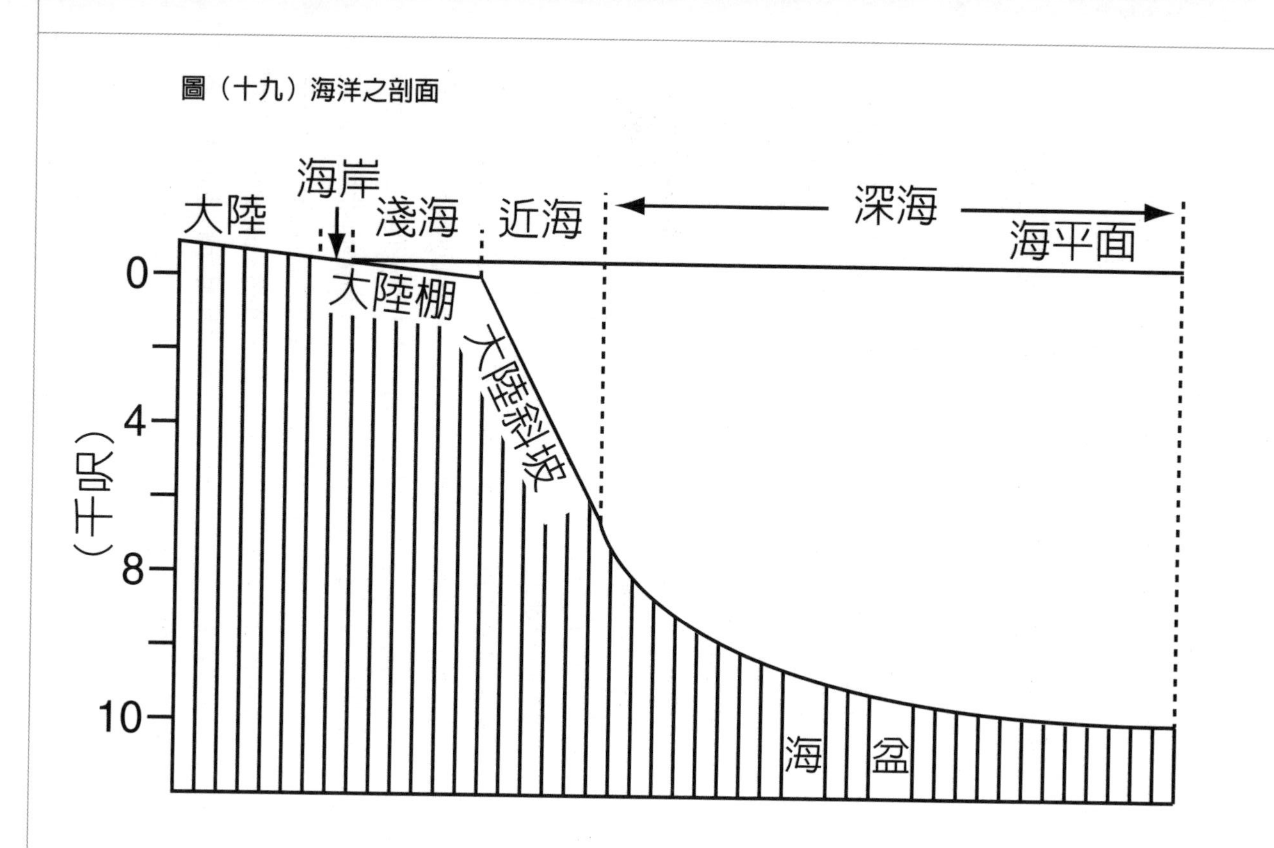

植物所含的葉綠素和動物所含的血紅素成份，和海水的成份相似，並且其中所含各種礦物質和稀有礦物質也與海水中所含的比例幾近一致，由此，可證明生命之始，與海水有絕對性的關聯。

2 海洋中的礦物質是構成生命的原料和催化劑

當海洋中充滿礦物質，而大氣中也充滿甲烷、硫化氫、氨等氣體時，當這些物質一起溶入水中，在宇宙射線能量的作用下，通過生命元素「礦物質」的催化，形成有機物，進而演化成最初的單細胞微生物，達成生命的突變現象。

在進化論中，最重要的現象就是吸收和利用光的能量，經由空氣和水中的二氧化碳產生碳水化合物（Carbohydrates），並且釋放出氧氣，這個吡咯環（Pyrrole Rings）原始細胞就是葉綠素（Chlorophyll），葉綠素的中心含有鎂元素，它可以漸進方式移動至良好且有利的生長環境中，而其嗜熱性，可吸收能量、維持生命。同樣的，有些原始生物開始移向較冷的地帶，並且在不同的環境中，把二氧化碳還原成氧氣，以適合動物的生長。也就是說，原始生物逐漸進化成植物，它們能通過光合作用吸收二氧化碳，放出氧氣。植物覆蓋了地球，使大氣含有充份的氧氣，形成地球的「生物圈」。幾十億年前，在原始海洋中生活的一種無脊椎動物——蠕蟲，以海水中具有高氧化作用的鐵製成血紅蛋白，而後逐漸由海洋爬上陸地，進化成地球上的高等動物和人類的祖先。以現代的比對法生物科技中發現，人類與蠕蟲的核醣核酸具有相近的遺傳基因結構，因而證實進化的起始點就是——海洋。

圖（二十）生命的演進

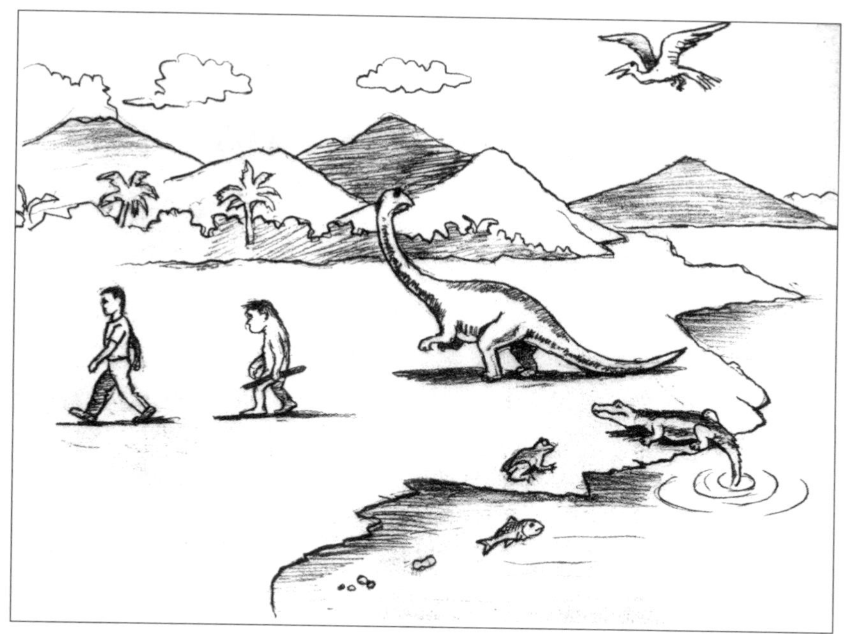

從海洋到陸地

人類體液與海水相似

由於生物進化源自海洋，因此人類的血液和淋巴液與海水成份十分相似。同時，人類和其他哺乳類動物體液的滲透壓（以細胞膜爲交界，濃度較低液體會流向濃度較高液體的流體壓力），也與海水的滲透壓雷同。

包括人類在內，所有生活在水中或是陸地上的動物，其身體內都擁有類似海洋成份的體液。人類胚胎期母體內的羊水，其成份礦物質含量與海水相近，例如，羊水中鈉的含量佔91.0％，海水中鈉的含量佔83.7％；羊水中鉀的含量佔6.0％，海水中鉀的含量佔3.0％；羊水中鈣的含量佔2.3％，海水中鈣的含量佔3.2％。同時海水中主要化學成份與人類血液中的化學成份也極爲相似，表（十四）。從以上數據再度證明，人類和哺乳類動物體內猶如一片大海。

世界著名環保學家瑞邱卡森（Rachael L. Carson）在其著作《環繞我們的海洋》（*The Sea Around Us*）中就明確地提到：「魚、兩棲動物、爬蟲類、溫血動物的鳥類及人類，其體內的管腺系統中均含有各種礦物鹽分，其比例，類似海水的成份。我們古代的老祖宗，從單細胞生物進化而成的循環系統，也就是循環著海水和其中的礦物質元素。同樣的，動物和人類骨骼內所含的石灰質成份也是淵源自寒武時代中高濃度的鈣質而形成的。」

最初期的原生物，可能只是類似DNA團塊的生命源體，也可能是以近似圓形的形態漂浮在海水中，其四周都由海水包圍著，經過長期進化後，逐漸形成堅固的細胞壁或細胞膜覆蓋加以保護，防止細胞瞬間流失水分，因此，當這類細胞由海洋登陸到地面上時，也不至於乾枯而死。如此看來，植物的細胞壁和動物的細胞膜內的確爲海水所充滿。

表（十四）

海水中的化學成份與人類血液中的化學成份對照表

成份元素	氯化物	硫酸離子
氯化物	55.2%	40.1%
硫酸離子	7.7%	1.9%
鈉	30.6%	34.8%
鉀	1.1%	1.9%
鈣	1.2%	2.1%
鎂	3.7%	4.8%

血液中無機化合物成份的含有率爲平均含有率（wt%）

海洋中的礦物質是逐漸形成的

生物之始來自海洋，生物的體液與海水中礦物質極爲相似，此理論又可依據美國農業部農業研究處連同格蘭福克人類學研究中心（U. S. Department of Agriculture, Agricultural Research Service, Grand Forks Human Nutrition Research Center），於西元2000年3月所發表的一篇特別報導加以解說。其中針對特殊礦物質在生命進化過程中所經過的演變過程，衍生出相當具公信力的推論。

該學說指出，世界上所有的實體皆由元素所組成。依據科學家推測，大約在一百二十億年前的一次大爆裂後產生宇宙初體，而最早存在的只有氫元素，經過近百億年的熱核反應，才逐漸出現目前週期表上的所有元素。宇宙在熱核反應中不斷膨脹和冷卻，漸漸形成太陽系和地球。地球逐漸演化，出現水、陸地和海洋。最初的海洋除含有氫和氧外，其他元素含量非常少。地球表面歷經陽光、大風、雷電、雨水的侵蝕作用，岩石漸被風化溶解，大量元素逐漸移入至海洋中，造就遠古時期的海洋蘊涵豐富的礦物質和強大的能量，因此，在地熱帶靠近沿岸沉積物處，逐漸形成「原始的生命力」。

至目前爲止，人們從海水中找到最原始的無脊生物，其體內組織液的成份與海水非常相似。在「進化論」中述及生命之始應源自海灣的淺流區，因淺海區或沉積的水窪含有豐富的磷酸鹽和礦物質。原生物體內即包含碳、氮、硫和磷等礦物質，但又爲什麼現代的生物需要多量的鐵而海水中鐵的含量並不高？可能原因是，當生命形成初期，地球表面並未有太多氧化現象存在，所以當時生物體內不需要大量的鐵。

海水中最多的元素爲氫、氯、鈉、鉀，而生物體中含量最多、最重要的元素也是氫、氯、鈉、鉀。此外，錳、鈣在海水中的比例也和生物體中的含量比例相同。

綜合上述，我們幾可確認第一個有機形體的生命應該出自含有礦物質的水中，並藉此獲得既突出又完整的各種催化功能。而此富含礦物質的水也就是——遠古的大海。

陸地動物所需的礦物質因環境而改變

1 礦物質的需要採取「優者生存，劣者淘汰」的法則

雖然海水中的各種元素其對古代早期的動物和植物的重要性，一直延續到現代，但是一般元素，尤其是稀有礦物質，卻因為動物遷移至不同的環境後，所需要的量也稍有改變。

在進化過程中，動物為適應不同環境，逐漸形成半滲透性的細胞膜，同時也形成封閉式的循環系統和排泄系統，用以回收所需要的必須元素和排除多餘或有毒的物質。在此進化過程中，從具有相同作用的各種元素之間，採取「優者生存，劣者淘汰」的法則，選擇其所需要的礦物質，以發揮延續生命的特質。

舉例而言，鎳和鈷在古生物時期被認為是重要的催化元素，因為古生物時期周圍環繞的氣體多為氫、氨、甲烷和硫化氫，而該時期，鎳對這類氣體而言是最佳的催化劑，它可提供足夠的能量促使氫和一氧化碳產生氧化還原作用。然而，當大氣層逐漸為氮、氧和二氧化碳取代之後，生物就必須尋求更佳的氧化還原催化元素，因此就捨棄鈷和鎳兩元素而以銅、鐵和鋅取而代之。雖然鎳和鈷還是

具有許多酵素體的功效，但不如以銅、鐵做爲催化劑般顯著。由此可知，進化過程中，生物會自然而然地選擇對它有利的元素，而鎳和鈷在現今的生物價值上，就遠不如遠古生物時期重要了。此外，以攜氧功能爲例，古代的生物大都以銅來攜帶氧，以進行氧化作用，但是銅的攜氧功能僅有鐵的一半，因此在高等動物的血液中，主要以鐵做爲攜氧工具，而選擇銅的軟體動物和選擇釩爲攜氧元素的海鞘，由於載氧功率低，影響進化速率，至今仍保持著原來的特性，無法再進化。

2 陸地上生物所需的礦物質元素必須配合土壤的成份

從魚類進化到兩棲類和爬蟲類大約需要二十五億年，其進化的區域多半在淺海區或是與海相會的河川及沼澤地帶。當第一批爬蟲類登上陸地時，受到環境變遷的巨大改變，其體內的各種礦物質原本取自於海水的特性必須重新調整，以適應地殼土壤中的礦物質，但土壤中某些元素非常充裕，某些元素卻又非常匱乏，例如，土壤中的鋅、銅、鐵和錳的含量充沛，而鈷、鉬、氟、硼的分配區域卻相當不平均，因此，爲了生存，這些陸地上的新生物，不但要設法儲存所需的必要元素，同時還要排除過量的必要元素，因爲必要元素在體內過多，反而會成爲有害的毒素。因此，生物體內敏銳的平衡作用，自此逐漸開始形成，對礦物質的需求量也逐漸演進至與體內達成協調的濃度。

人體之體液中的礦物質需保持平衡狀態

1 人體需借助食物來補充礦物質

人類離開其衍生地——海洋，已經相當久遠了，然而，嚴格有序的遺傳基因卻代代相傳至今。

經現代高科技的檢測，我們得知人類和哺乳類動物的血液與海洋中各種元素的含量雖然不盡相同，但其元素間的比例卻十分接近。由於陸地元素的含量與海洋不同，動物們爲求生存，因此需要額外補充某些礦物質。其中最好的例證之一，就是人類對鈉的需求量，鈉鹽是一種易溶於水的化合物，遠古時期就因爲雨水的沖刷，由陸地轉入海洋，在海洋中含量甚多，因此影響至日後進化的動物體內對鈉的需要量亦相當的大；但現今陸地上的糧食、蔬菜和淡水等並不能提供足夠的鈉，所以人們通常都會在食物中添加食鹽（氯化鈉），除增加口感外，也可提供身體所需的鈉離子，以確保體液的平衡。

2 人體利用吸收和排泄以維持體液礦物質的平衡

生物體內各種礦物質和其他元素若要達到最適量的平衡狀態，就需進行吸收、儲存和排除三大作用。

礦物質的吸收主要經過消化管道，具正電價的陽離子例如，鐵、錳、銅等的需要量在其經過消化腸道進行吸收時，會由腸道加以控制，如果這些稀有礦物質在體內含量過低而需要補充時，則其在腸道中的吸收率就會增加；相反地，體內如已有充足的某類礦物質，則其在腸道內的吸收率就會降低。稀有礦物質若是以負電價的負離子形態存在，例如，砷、硼、氟等，在一般情況下，在腸道是會被完全吸收的。過多的礦物質則會經由尿液、膽汁、汗液和呼吸排出體外。

身體中必要的礦物質，以電解質形態存在，如，鎂、鈣、鈉等在體液中的平衡，有賴吸收和排泄作用，同時也會以非電解質形態穩定地儲存於體內，以備不時之需，例如，鈣和氟儲存於骨骼中；鐵以鐵蛋白形態儲存於腸、肝、脾內（約有20％以上的鐵就是以此種化合物形態儲存在身體內）；當其在各組織內的含量不足時，就會被釋放出來，以維持各組織的體液平衡。

對人類有毒性的礦物質其在海水中的含量極低

我們常將礦物質分類爲必要性的重要元素和非必要性的次要元素。此種分類，多以礦物質的生理功能爲基準。另外，所謂的「毒性礦物質」即指某些特有的礦物質，則經常游走於「營養物質」亦或是「毒性物質」的邊緣界定。其實，不論何種礦物質，只要被人體大量吸收，皆具有「毒性」，因此，礦物質有毒與否乃依其用量而定，劑量正確即爲良藥，劑量錯誤則成毒劑。而礦物質必要性與非必要性的區別，及毒性高低的差異，其依據就在於生物形成時的原始環境中各種礦物質的含量多寡而定。

礦物質無論是必要性礦物質亦或是非必要性礦物質，只要其在生物體內的平衡遭破壞，就會產生中毒現象。

各類礦物質在身體體液內所含的比例，若與海水相似，則不會產生中毒現象。以砷和汞爲例，在海水中，砷的含量爲3 μg/L，而汞在海水中的含量爲0.03 μg/L，此在海水中，砷含量比汞含量多出一百倍。這也就是爲什麼砷可以誘發某些耐熱的蛋白質，在低量時對生物體是必要的有利元素，但砷在其他功能上的作用有限，並未能維持體液平衡中佔有必要性。一般來說，砷可算是非毒性元素，原因為原生物在海洋時期，已經適應砷的存在，其中方法之一就是將作用劇烈、無機形態的砷轉化成無毒、甲基形態的砷，這種機能即使是包括人類的高等動物也還繼續存在，並且經轉化而成無毒甲基形態的砷，可經由腎臟排出體外。相反的，由於汞在海水中的含量很低，自低等生物進化至高等動物時，無法針對汞發展出有效的防禦機能，因此相對而言，汞的毒性也較強。

一般而論，以進化論為原則，所謂對人類有毒的元素應該是那些在海水中含量低的非必要元素。因此，在海水中含量少的鎘、汞、鋁等常被認為是有劇毒性的。但是以鉛而論，它在海水中含量為4 μg/L，但是卻被認為有劇毒性，其原因為何？其實鉛在海水中的含量和鐵、鎳、釩、砷相近，它在生理作用上，也有特定的功能，只是人類在現今的環境中，吸取了過量的鉛，因此造成了鉛無法順利排出體外，而產生鉛中毒。在現今的環境中，鉛的污染源實在太多，包括含鉛的玻璃器皿、含鉛水管、含鉛的油漆、含鉛的化妝品以及含鉛的汽油等都遠遠超過我們身體所能負擔的量。

海水中所含的主要化學元素

任何一種礦物質和稀有礦物質，都可能對人體產生不可預知的影響力，人體依賴這些元素維持生命。在海水中至少已經發現了七十多種礦物質，這些豐富的天然元素，確實能滿足人體的生理需要。若自世界各大海洋採樣，運用精確的化學分析，將會發現各處海水之溶解鹽的濃度，各不相同，但是其中所含的各類元素相互間之比例，則恆爲一常數。茲將海水中所含的主要化學元素和礦物質，列於下：

元素	說明
氧	含量最多，除了少量氧氣溶於海水中，以提供海洋生物進行呼吸作用外，主要的氧和氫結合成H_2O的水分子。
氫	兩個氫原子和一個氧原子結合成水，形成大海的主要化合物，並且能使其它礦物質，溶解在其中。
氯	含量僅次於氧和氫，爲食鹽的主要成分之一。
鈉	鈉與氯結合形成氯化鈉，是食鹽的主要成份。
鎂	在海水中含量極爲穩定，粗製的食鹽中含有氯化鎂和硫酸鎂，也是海水苦味的來源。
硫	在海水中以硫酸根離子狀態存在。多存在於海水停滯的海底，例如黑海等地含量較多。部分硫酸根可還原成硫離子。
鈣	爲組成海洋生物骨架和硬殼的主要成份，且以氯化鈣、硫酸鈣、碳酸鈣或離子鈣的形式存在於海水中。
鉀	海藻常攝取海水中的鉀，而河水的注入常可提供補充。
溴	含量甚小，但其與氯約以0.0034的比例，存在於海水中。
碳	以碳酸鹽形態存在海水中，海洋中生物的有機體主要以碳氫根爲主。
鍶	海藻中均含有鍶的成份。海水中鍶與氯之比，約爲0.0005。
硼	在海水中多以硼酸狀態存在。
矽	海洋生物中多含有少量的矽，矽常以離子形態存在海水中。
氟	含量雖少，但和氯成爲均衡的定比。

其它礦物質多以離子化的形態存在於海水中，包括有：氬、氮、鋰、銣、磷、碘、鋇、鋁、鐵、鑌、鉬、鋅、鎳、砷、銅、錫、錳、釩、鈦等元素，表（十五）。

表（十五）海水中元素之豐存度

元素	濃度（毫克／公升）	溶於海水之種類	在海洋中之總含量（噸）
氯 (Cl)	$1.95x10^{4}$	Cl^{-}	$2.57x10^{16}$
納 (Na)	$1.077x10^{4}$	Na^{+}	$1.42x10^{16}$
鎂 (Mg)	$1.290x10^{3}$	Mg^{2+}	$1.71x10^{15}$
硫 (S)	$9.05x10^{2}$	SO_4^{2-}, $NaSO_4^{-}$	$1.20x10^{15}$
鈣 (Ca)	$4.12x10^{2}$	Ca^{2+}	$5.45x10^{14}$
鉀 (K)	$3.80x10^{2}$	K^{+}	$5.02x10^{14}$
溴 (Br)	67	Br^{-}	$8.86x10^{13}$
碳 (C)	28	HCO_3^{-}, CO_3^{-}, CO_2	$3.7x10^{13}$
氮 (N)	11.5	N_2 gas, NO_3^{-}, HN_4^{+}	$1.5x10^{13}$
鍶 (Sr)	8	Sr^{2+}	$1.06x10^{13}$
氧 (O)	6	O_2 gas	$7.93x10^{13}$
硼 (B)	4.4	$B(OH)_3$, $B(OH)_4^{-}$, $H_2BO_3^{-}$	$5.82x10^{12}$
矽 (Si)	2	$Si(OH)_4$	$2.64x10^{12}$
氟 (F)	1.3	F-, MgF^{+}	$1.72x10^{12}$
氬 (Ar)	0.43	Ar gas	$5.68x10^{11}$
鋰 (Li)	0.18	Li^{+}	$2.38x10^{11}$
銣 (Rb)	0.12	Rb^{+}	$1.59x10^{11}$
磷 (P)	$6x10^{-2}$	PHO_4^{2-}, PO_4^{3-}, $H_2PO_4^{-}$	$7.93x10^{10}$
碘 (I)	$6x10^{-2}$	IO_3^{-}, I^{-}	$7.93x10^{10}$
鋇 (Ba)	$2x10^{-2}$	Ba^{2+}	$2.64x10^{10}$
鉬 (Mo)	$1x10^{-2}$	MoO_4^{2-}	$1.32x10^{10}$
砷 (AS)	$3.7x10^{-3}$	$HAsO_4^{2-}$, $H_2AsO_4^{-}$	$4.89x10^{9}$
鈾 (U)	$3.2x10^{-3}$	$UO_2(CO_3)_2^{4-}$	$4.23x10^{9}$
釩 (V)	$2.5x10^{-3}$	$H_2VO_4^{-}$, HVO_4^{2-}	$3.31x10^{9}$
鋁 (Al)	$2x10^{-3}$	$Al(OH)_4^{-}$	$2.64x10^{9}$

鐵 (Fe)	$2x10^{-3}$	$Fe(OH)_2^+$, $Fe(OH)_4^-$	$2.64x10^9$
鎳 (Ni)	$1.7x10^{-3}$	Ni^{2+}	$2.25x10^9$
鈦 (Ti)	$1x10^{-3}$	$Ti(OH)_4$	$1.32x10^9$
鋅 (Zn)	$5x10^{-4}$	$Zn(OH)^+$, Zn^{2+}, $ZnCO_3$	$6.61x10^8$
銫 (Cs)	$4x10^{-4}$	Cs^+	$5.29x10^8$
鉻 (Cr)	$3x10^{-3}$	$Cr(OH)_3$, CrO_4^{2-}	$3.97x10^8$
銻 (Sb)	$2.4x10^{-4}$	$Sb(Oh)_6^-$	$3.17x10^8$
錳 (Mn)	$2x10^{-4}$	Mn^{2+}, $MnCl^+$	$2.64x10^8$
氪 (Kr)	$2x10^{-4}$	Kr gas	$2.64x10^8$
硒 (Se)	$2x10^{-4}$	SeO_3^{2-}	$2.64x10^8$
氖 (Ne)	$1.2x10^{-4}$	Ne gas	$1.59x10^8$
鎘 (Cd)	$1x10^{-4}$	$CdCl_2$	$1.32x10^8$
銅 (Cu)	$1x10^{-4}$	$CuCO_3$, $CuOH^+$	$1.32x10^8$
鎢 (W)	$1x10^{-4}$	WO_4^{2-}	$1.32x10^8$
鍺 (Ge)	$5x10^{-5}$	$Ge(OH)_4$	$6.61x10^7$
氙 (Xe)	$5x10^{-5}$	Xe gas	$6.61x10^7$
汞 (Hg)	$3x10^{-5}$	$HgCl_4^{2-}$, $HgCl_2$	$3.97x10^7$
鋯 (Zr)	$3x10^{-5}$	$Zr(OH)^4$	$2.64x10^7$
鉍 (Bi)	$2x10^{-5}$	BiO+, $Bi(OH)_2^+$	$1.32x10^7$
鈮 (Nb)	$1x10^{-5}$	not known	$1.32x10^7$
錫 (Sn)	$1x10^{-5}$	$SnO(OH)_3^-$	$1.32x10^7$
鉈 (Ti)	$1x10^{-5}$	Ti^+	$1.32x10^7$
釷 (Th)	$1x10^{-5}$	$Th(OH)_4$	$1.32x10^6$
鉿 (Hf)	$7x10^{-6}$	not known	$9.25x10^6$
氦 (He)	$6.8x10^{-6}$	He gas	$8.99x10^6$
鈹 (Be)	$5.6x10^{-6}$	$BeOH^+$	$7.40x10^6$
金 (Au)	$4x10^{-6}$	$AuCl_2^-$	$5.29x10^6$
錸 (Re)	$4x10^{-6}$	ReO_4^-	$5.29x10^6$

鈷 (Co)	$3x10^{-6}$	Co^{2+}	$3.97x10^{6}$
鑭 (La)	$3x10^{-6}$	$La(OH)_3$	$3.97x10^{6}$
釹 (Nd)	$3x10^{-6}$	$Nd(OH)_3$	$3.97x10^{6}$
銀 (Ag)	$2x10^{-6}$	$AgCl_2^-$	$2.64x10^{6}$
鉭 (Ta)	$2x10^{-6}$	not known	$2.64x10^{6}$
鎵 (Ga)	$2x10^{-6}$	$Ga(OH)_4^-$	$2.64x10^{6}$
釔 (Y)	$1.3x10^{-6}$	$Y(OH)_3$	$1.73x10^{6}$
鈰 (Ce)	$1x10^{-6}$	$Ce(OH)_3$	$1.32x10^{6}$
鏑 (Dy)	$9x10^{-7}$	$Dy(OH)_3$	$1.19x10^{6}$
鉺 (Er)	$8x10^{-7}$	$Er(OH)_3$	$1.06x10^{6}$
鐿 (Yb)	$8x10^{-7}$	$Yb(OH)_3$	$1.06x10^{6}$
釓 (Gd)	$7x10^{-7}$	$Gd(OH)_3$	$9.25x10^{5}$
鐠 (Pr)	$6x10^{-7}$	$Pr(OH)_3$	$7.93x10^{5}$
鈧 (Sc)	$6x10^{-7}$	$Sc(OH)_3$	$7.93x10^{5}$
鉛 (Pb)	$5x10^{-7}$	$PbCo_3$, $Pb(CO_3)_2^{2-}$	$6.61x10^{5}$
鈥 (Ho)	$2x10^{-7}$	$Ho(OH)_3$	$2.64x10^{5}$
鎦 (Lu)	$2x10^{-7}$	$Lu(OH)$	$2.64x10^{5}$
銩 (Tm)	$2x10^{-7}$	$Tm(OH)_3$	$2.64x10^{5}$
銦 (In)	$1x10^{-7}$	$In(OH)_2^+$	$1.32x10^{5}$
鋱 (Tb)	$1x10^{-7}$	$Tb(OH)_3$	$1.32x10^{5}$
碲 (Te)	$1x10^{-7}$	$Te(OH)_6$	$1.32x10^{5}$
釤 (Sm)	$5x10^{-8}$	$Sm(OH)_3$	$6.61x10^{4}$
銪 (Eu)	$1x10^{-8}$	$Eu(OH)_3$	$1.32x10^{4}$
鐳 (Ra)	$7x10^{-11}$	Ra^{2+}	92.5
鏷 (Pa)	$5x10^{-11}$	not known	66.1
氡 (Rn)	$6x10^{-16}$	Rn gas	$7.93x10^{-4}$
釙 (Po)		PoO_3^{2-}, $Po(OH)_2$	

（資料取自 *Ocean Chemistry and Deep-Sea Sediments*,1989）

海水中的礦物質呈離子化

1 海水中的礦物質具親水性

海水中的礦物質具親水性，也就是呈現所謂離子化的形態，而生物體所能運用的礦物質，也必須是具親水性的離子。例如，在地殼土壤中，鋁的含量遠大於硼的含量，但是對於生物的生理功效而言，鋁則遠不如硼，那是因爲硼是親水性礦物質。同理，海水中大量的碳其對於生物的生理功能，遠比地殼中大量的矽重要得多。

海水中的礦物質，是以離子化的形態存在於海水中，因此具有導電性，當它們進入人體內後，可立刻被吸收利用。在炎熱的氣溫下，尤其是在夏天氣溫超過攝氏三十四度的高溫下工作，或是做劇烈運動時經常因爲流汗過多，使得身體內的水分和電解性礦物質大量流失，引起中暑和心臟病突發，如不緊急救治，可能導致死亡。

2 稀釋的海水是最佳的運動飲料

身體流汗時，體內重要的電解質就隨著汗液排出體外。台灣體育界曾針對十三名足球球員的流汗情形做過詳盡的試驗，同時，台灣的科學研究員也曾就一百名高中生做過類似的試驗：讓他們每天運動一小時，連續八天後，發現他們平均失去1896mg的鈉，248mg的鉀，20mg的鈣。由試驗可知，運動和流汗後，必須適量補充電解質和礦物質，以維持體液的平衡。

運動醫學的醫生們特別強調，除了因運動而流失的水份需要立刻補充外，也必須同時補充所流失的電解質，其中以鈉和鉀最需要補充，而一般運動飲料多含有鈉與鉀。雖然一般的水也可以即時補充失去的水份，但是如果飲水中能含有鈉，則鈉離子可使體內的液體保留較長的時間，使脫水現象恢復得更快。

此外，鉀離子也是重要的陽離子，它可以維持人體體液正常的pH酸鹼值。海水含有各種人體生理所需的礦物質，除了鈉與鉀之外，尚含有鎂、鈣等七十餘種以上的礦物質，且以離子化形態溶解於水中，可以迅速爲人體吸收，因此稀釋的海水，可說是最佳的運動飲料。

離子化礦物質是維持生命的重要元素

1 何謂「離子」

前述曾一再強調，海水中的礦物質是以離子化形態存在的，並且與人體體液中所含礦物質成份的比例非常相似。究竟離子化礦物質是什麼？也就是說什麼是離子呢？雖然讀者們可能在學生時代的物理或化學課就曾學習過，但是在此，還是以最簡單的方式簡述如下，做爲參考。

在礦物質或其它元素中，由於其原子含有爲數相同的電子和質子，所以其淨電荷爲中性。但是，如果原子失去一個或多個電子，或原子獲得一個或多個電子時，就會使該原子的淨電荷產生變化，這時候原子就變成離子（Ions）。舉例來說，如果鈉原子原來應有11個電子，如果失去了一個電子，也就是說只含有10個電子的話，其淨電荷就變成了＋1，其表示法爲Na^{+}，也就是說，鈉離子的質子數仍爲11，但是電子數不是11而是只有10。此外，有的原子則會得到一個電子，例如，氯原子，它原來具有17個質子和17個電子，但是如果它多得到了一個電子，其淨電荷則變成–1，形成了所謂的氯離子，其表示法爲 Cl^{-}。當原子得到或失去一個以上的電子時，其淨電荷的絕對值就會超過一個以上，例如，鈣，失去兩個電子，形成兩價的鈣離子（Ca^{2+}）。

由於離子溶解在水中時具有導電的能力，因此又稱爲電解質（Electrolytes），因爲它們帶有電荷，所以離子溶液會傳導電流。氫原子和大多數金屬原子很容易形成離子，而大多數原子獲得或失去的電子數目大多是一定的，因此其形成的離子型態也具有一定性的型態。淨電荷爲正的離子，也就是失去電子的原子稱爲陽離子（Cation），一般金屬均爲陽離子；淨電荷爲負的離子，也就是獲得電子的原子稱爲陰離子（Anion），形成離子的過程就稱爲離子化（Ionization）。

當然一般無機或有機化合物溶解於水中時，就形成所謂的溶液（Solution），其中水則被稱爲溶劑（Solvent）而被溶解的化合物就被稱爲溶質（Solute），大多數無機化合物在液體水中會進行離子化，或解離（Dissociation），在此過程中，水分子能解開離子鍵，產生陽離子與陰離子之混合，因此含有離子（電解質）的水帶有電荷，能傳導電流，如圖（二十一）、圖（二十二）。

圖（二十一）顯示出以電測試器放入自來水中，因缺乏電解質而不能導電，因此燈泡不亮。圖（二十二）離子化礦物質具電解性，具有導電功能，圖爲只需加入數滴除去氯化鈉的鹽鹵在自來水中，即有導電能力，使燈泡發亮。人體中重要的電解質包括鈉離子（Na^{+}）、鉀離子（K^{+}）、鈣離子（Ca^{2+}）、鋅離子（Zn^{2+}）、氫離子（H^{+}）、氯離子（Cl^{-}）、碳酸離子（CO_3^{-2}）、磷酸離子（PO_4^{-3}）、硒酸離子（SeO_3^{-2}）等。

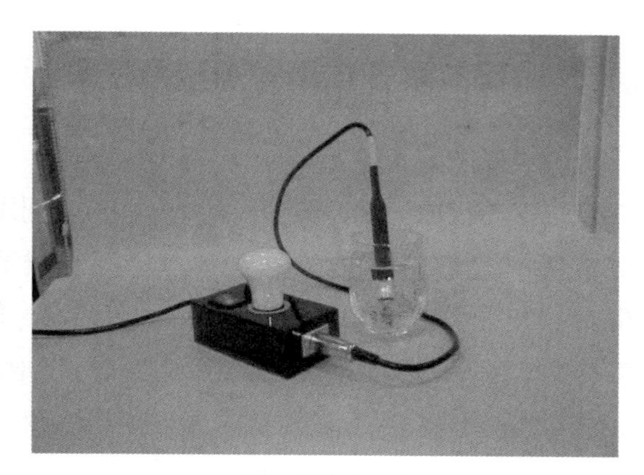

圖（二十一）

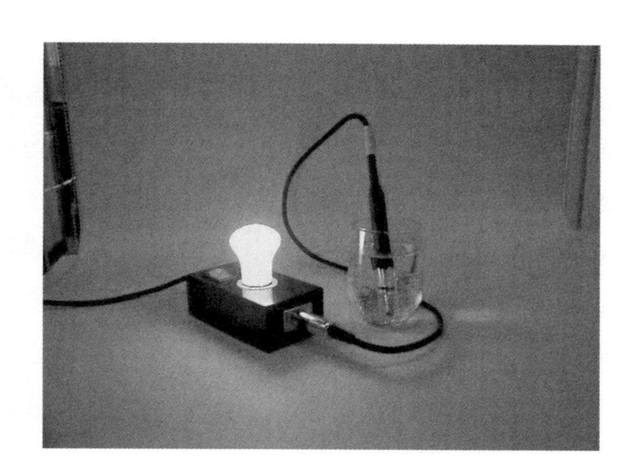

圖（二十二）

圖（二十一）顯示出以電測試器放入自來水中，因缺乏電解質而不能導電，因此燈泡不亮。圖（二十二）離子化礦物質具電解性，具有導電功能，圖為只需加入數滴除去氯化鈉的鹽鹵在自來水中，即有導電能力，使燈泡發亮。

2 人體需要離子化礦物質以產生電能

礦物質只有在兩種型態下能夠導電，其一是熔合，例如，銅絲能導電；其二即為溶於水後，形成離子，而人體僅能利用離子化的礦物質來產生「生物電能」。人體中八十多種不同的離子其個別的功能，以目前的科學方法，尚無法完全瞭解，但是許多重要的生理機能，皆需要不同的離子參與，像在體液與細胞膜之間相互滲透運作。例如，人體的肌肉收縮和神經傳導，就有賴於鈉離子和鉀離子經由細胞的滲透膜傳送而產生；而鈣離子不但在肌肉收縮中佔有重要的地位，同時能調節毛細血管和細胞膜之間的滲透壓，調節凝血功能。

電解質在人體內的主要功能

我們已經知道，離子就是電解質。想要維持身體功能正常，確保身體健康就必須維持體內離子的均衡，若是體內礦物質和稀有礦物質的含量比率有所改變，疾病就會產生，其主要原因，就在於離子化的礦物質於體內之吸收與滲透作用的不協調。

美國麻省理工學院的兩位生化專家，羅森伯格博士（Dr. Rosenberg）和所羅門博士（Dr. Solomons）曾指出，食物中的礦物質通常都是與蛋白質互相組合的，或是與其他食物，例如，碳水化合物或是脂肪等有機分子互相混合，經過一連串、自發性的步驟如咀嚼、溶解、消化等吸收過程中的前置作業準備，其最終的目的就是將礦物質分解成離子狀態，以便吸收利用。也就是說，礦物質必須先經離子化，才能被腸道吸收，或是從細胞膜中滲透至組織液，才能產生生理功能。因此，我們需要胃液中胃酸的作用，才能將礦物質從我們的食物中析解出來，但是當食物進入含有大量鹼性液的小腸後，可能又會大量降低某些礦物質的吸收率。所以，我們所食用礦物質的形態，是非常重要的，已經呈現離子化的礦物質，不必經消化過程，就能直接被吸收，但其中陰離子和陽離子的比例一定要平衡，才能達到各項生理功能之效果。

有關主要的陽離子和陰離子在人體的作用，簡述於下表。

表（十六） 電解質對人體的功能

離子形態	類型	對人體的功能
陰離子（—）	碳酸氫鹽	中和胃液；維持體內的酸鹼平衡
	磷酸鹽	維持細胞膜的結構；協助骨齒成長；平衡酸鹼值；協助蛋白質代謝
	硫酸鹽	骨齒形成的必要成份，協調免疫機能
	氯化物	胃酸（鹽酸）的主要成份；維持酸鹼平衡；維持體內水份的平衡
陽離子（+）	氫	胃酸（鹽酸）的主要成份；維持酸鹼平衡
	鈣	協助神經傳導；傳遞訊息至心肌；協助肌肉收縮；調節血液凝結；骨齒的主要成份
	鎂	協助神經傳導；調節肌肉運作；協助蛋白質代謝；活化500種以上的酵素功能；有助骨齒的形成
	鈉	協助神經的傳導；協調肌肉伸張；維持酸鹼平衡及身體水份的平衡
	鉀	協助神經的傳導；協調肌肉收縮；維持酸鹼平衡及身體水份的平衡
	鐵	協助血紅素的攜氧功能

海水稀釋後就是最好的點滴液

依據科學分析證實，人體的體液、血清和羊水的成份幾與海水的成份非常相似，然而海水因爲經過數十億年的蒸發，濃度漸濃，約爲人類體液濃度的3.5～4倍。英國的生理學家愛斯寧蓋爾（音譯）博士，曾經做過一項著名的生理實驗，他將青蛙解剖後，取出其心臟，放入各種溶液中，結果發現，放入蒸餾水和我們常用的精製鹽（純度爲99.8％的氯化鈉）製成的0.7％的「生理食鹽水」中，其心臟跳動立刻停止，若放入未經精製過的天然海鹽製成0.7％的「生理食鹽水」中，則青蛙的心臟持續跳動。這就證明，單一的純氯化鈉無法維持生命機能，海鹽則因含有其他各類的礦物質，其作用相當於體液而能持續生命。

由實驗得知，人類的體液就是氯化鈉加上其他各種具有電解能力的礦物質，並稀釋成爲0.9％濃度的液體，此即所謂的「點滴液」，而點滴液與四倍稀釋的海水是類同的。如前所述，人體的體液、血清、羊水的成份與海水的成份相似，只是其濃度不同而已。換句話說，人體血液中，除氯化鈉之外，還包含其他各類礦物質，而這些礦物質，也必須與海水相同，以離子化的形態存在，並且其含量比例也幾近於海水。

海水可使水的比重增加

1 水因水分子團組成方式而影響比重

現今市場上，已開發出各種類型的水質淨化器，除清淨水質外，並設法加強其對人體的功能性。也就是設法使水的結構產生變化，更有利於人體的吸收。坊間多半利用遠紅外線、電場、磁場、超音波，或是利用氧化金屬、窯土、陶器、電石、白金膠羽、拍（π）化等方法，以微弱能量的放射體處理，將水的分子鍵切斷，以達到淨化水的功能，雖然這些方法，並未經科學的證實，但在許多受惠人士的推崇下，依然有其存在的價值。

我們曾經探討過，小分子團的水口感較好，同時吸收較快，但若放置時間較長，水分子會再度結合，又重新形成大的水分子團，但是因切割水分子時所用的方法與材料不同，水分子重新結合後，其比重也因而不同。以生物光學及磁能而論，4～14 微米的電磁波遠紅外線放射物質，是對人體有益的生育光線，藉由此種微弱能量的振動，不但可使被切斷後又重新結合的水分子除去污染物質，同時可使水的比重增加，增強對細胞膜的附著力和滲透力，使細胞更具活力，因而更能強化並執行各項生理機能。

從實驗上得知，以窯土、電場、處理過後的小分子團，當其再結合時，水的重組角度較大，相對地，水的容積也較大，因此重組後比重較低。

2 海水能使水的比重增加並具有淨化功能

您可知道，將盛放污水的小容器，放入盛放海水的大容器中，如此，便可將污水的長分子鏈切斷，成爲較短鏈的小團水分子而轉變爲乾淨的水。再者，將受過污染吸附負能量的水浸泡在海水中，就可獲得淨化，並恢復它原有的正能量。這些並非只是沒有依據的傳言，而是具有科學理念的推論和驗證。

如果用經過太陽光線充份照射，並吸取到太陽的生育光能的海水、或是粒度爲40Å的白金膠羽、或是如前所述，在4～14微米的電磁波遠紅外線、或是來自人體能量的氣功作用下的水分子，雖然水分子集團被切斷，成爲小分子團，但是大約經過八小時後，又重新結合成爲大分子團，但是在一個個小分子重組的時候，它們之間連結間隔較短，因此較爲緊密，容積較小，比重較重，因此如前所述，對細胞膜的附著力、滲透力也較強，是對身體有益的良好水質。

海水具有生育光能

因為海水的成份與人類的血液類似，因此所吸太陽光線的波長自然也和人類相似，通常為8.0～12.0微米。生化學家們已經分析出最適合人體細胞的光波頻率是在6～14微米之間，又稱為「生育光能」，也就是我們俗稱的「遠紅外線波」，它對促進生物的生長發育有極密切的關係，因為生育波能促使生物體內的水分子集團變小而活化，並且生育波的震盪頻率一旦與生物細胞內的分子、原子間運動頻率相合，則其能量就能被生物細胞吸收，產生共振共鳴，因而分子間的振幅加大，進而活化細胞、促進血液循環，強化酵素和輔酵素功能，加速養分吸收及排除廢物。依據美國太空總署（NASA）研究報告指出：生育光能會滲透到人體內部，從體內開始作用，能擴張微血管，使血液循環順暢，達到新陳代謝的目的，進而提升人體的免疫力和自癒力。

因此，當海水放射出經由太陽光中所吸收到的生育光能，極易為人體所吸收。當此種生育光能滲透人體內部，使人體內細胞分子、原子產生共振和共鳴，促使體內的水分子產生振動，分子與分子之間相互摩擦加速，產生熱效應，人體皮下溫度上升，微血管擴張，加速血液循環、血液中攜帶的氧及養分可以快速供應到細胞組織，同時也能清除血管囤積物、尿酸、重金屬等有害物質，進而活化組織細胞，增強免疫機能，防止老化。因此虛弱的病人不論是泡海水浴，甚或只是在海邊療養都比較容易恢復健康，這就是因為海水所放射出來的強力生育光能，所展現的特殊功效。

表（十七）生育光能的波長即存在陽光之中

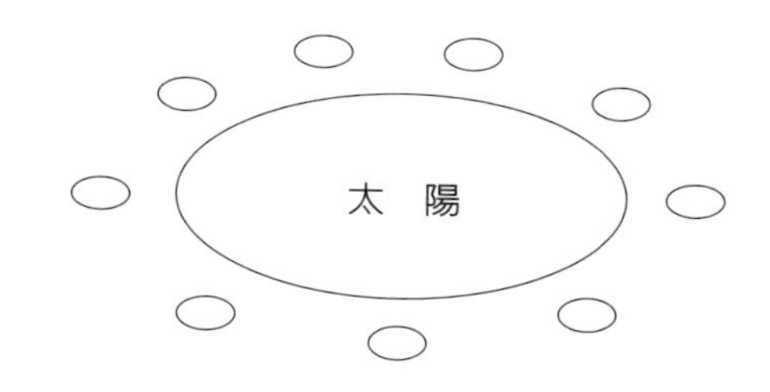

電磁光譜表　　　　單位Micron

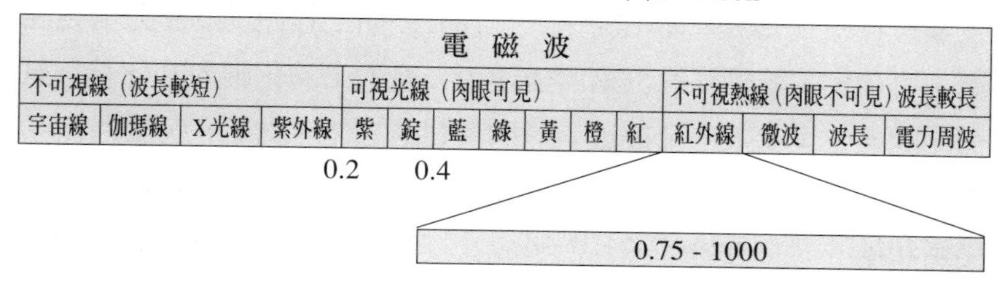

電磁波														
不可視線（波長較短）				可視光線（肉眼可見）							不可視熱線（肉眼不可見）波長較長			
宇宙線	伽瑪線	X光線	紫外線	紫	錠	藍	綠	黃	橙	紅	紅外線	微波	波長	電力周波

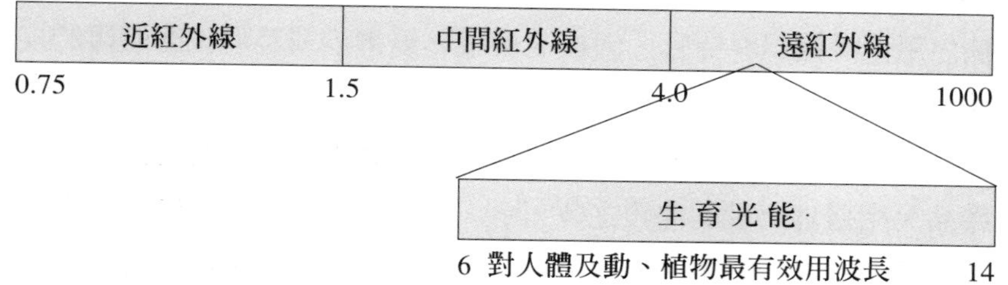

由海水提煉的鹽滷含有促進生理機能的礦物質

1 鹽滷是最佳礦物質補充劑

近半世紀以來，由於工業突飛猛進，改變人類的生活方式和周遭環境。速食文化及精製加工食品盛行，土地過度利用，化肥、抗生素及農藥的濫用，都是造成人們無法獲得充分礦物質的主要因素，再加上工業燃料、汽車廢氣產生大量的二氧化碳和其他有害氣體，除產生溫室效應及破壞大氣的臭氧層之外，同時也污染河川、湖泊和海洋，這些都使得人類所需均衡元素偏離大自然原本提供的平衡狀態。

因此，近年來多種慢性病，例如，癌症、心血管疾病、糖尿病、風濕、痛風、哮喘、眼疾、失眠、憂鬱症或其他不明原因的疾病大量出現，這與人類的飲食和居住環境的改變，有絕對的關聯性。爲因應現今人類對營養的需求，各類礦物質及微量元素的保健產品，相繼推出，其種類之多，令人目眩。其實，正確選擇礦物質及微量礦物質的方法很簡單，只需掌握容易吸收和種類、質量均衡的原則即可，因此消費者要注意的是，「劑量高」並不代表「品質好」。因此，由海水提煉除去氯化鈉而製成的鹽滷，含有與海水相似的離子化礦物質成分，容易吸收，應該是不錯的選擇，同時鹽滷的用量不需很多，就能達到人體所需的微量礦物質的標準量，圖（二十三），圖（二十四）。

圖（二十三）

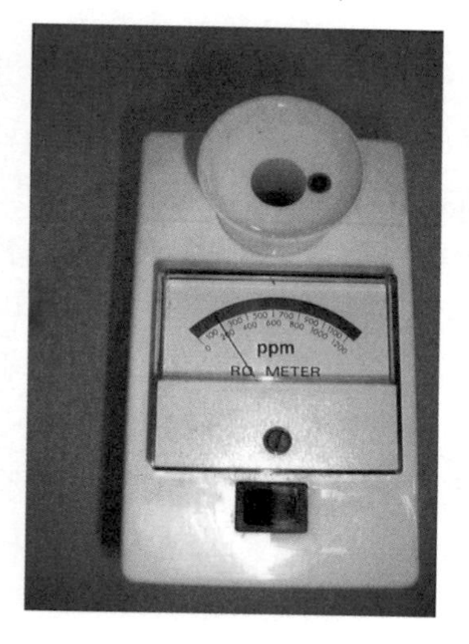

圖（二十四）

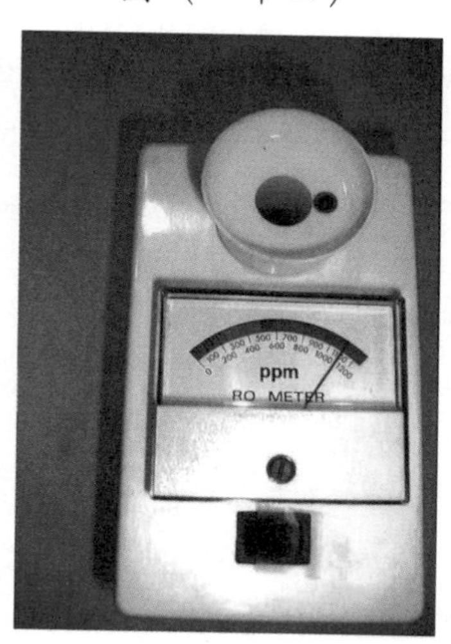

圖（二十三）一般瓶裝礦泉水中礦物質含量僅含在170 ppm左右。

圖（二十四）在一般瓶裝水中只需加入一滴除去氯化鈉的鹽滷，其礦物質含量就超過1100 ppm。

2 鹽滷的外用功效

離子化形式的礦物質不但可以內服，外用也有意想不到的功效，因爲鹽滷可使水分子變小，所以加水稀釋後滲透力極佳，不但能滋養皮膚，同時又具有消毒殺菌及保濕的功效，是非常理想的天然化妝水。

鹽滷中所含六、七十種的礦物質經稀釋後塗抹在青春痘、濕疹，或是燙傷的皮膚上可達到鎮靜、消炎、修護的功效。「香港腳」的患者，每天以稀釋的鹽滷或是海水泡腳，不但可以止癢並且可以防止黴菌滋生。以鹽滷或海水直接漱口，可以清淨口腔，預防牙周病。海水和鹽滷可以說是上天賜給我們最天然、最有價值的養生禮物。

鹽滷中各種礦物質對人體的重要性

鹽滷中約含有七十種以上的礦物質，對人體的重要性絕對不可忽視，茲將科學界已能證實或有待更進一步研究的各種海水礦物質，其在營養保健的領域上所具備的功能與其對人體的重要性簡述如下。

❦ 認識礦物質鈣（calcium; Ca）——強化骨骼、神經的礦物質

巨量礦物質鈣在人體內含量比例居所有礦物質之首。成人體內鈣的含量約爲700～1400克（g），多以無機鹽的形式存在於體內。其中99％存在於骨骼與牙齒中。鈣的主要功能爲調節橫紋肌、心肌和神經的活絡性，並且能在生物體柔軟組織、血液及體液內，與其他礦物質配合，共同調節生理機能；鈣可調整毛細血管和細胞膜的滲透性，調節血鈣的含量，並幫助血液凝結；鈣並參與對某些酵素的作用。此外，對女性而言，鈣可增強排卵機能，與妊娠有密切的關係，同時還可以緩和精神壓力，減少生理期的不適。

骨質疏鬆症是婦女更年期後最常發生的病症，患者雖以婦女居多，但是飲食不當的男性也常有骨質疏鬆的徵候。骨質疏鬆症主要

是骨質中的鈣質流失，因此骨質密度降低，骨質變得疏鬆空洞，骨質脆弱易斷裂，容易造成骨折，身長萎縮變矮、駝背、神經受損及關節疼痛等。

❦認識礦物質鎂（magnesium; Mg）——強化酵素、精力的礦物質

巨量礦物質鎂，在成人體內的含量約爲21～35公克，有一半以上的鎂與鈣及磷結合成爲磷酸鎂、碳酸鎂和其他鎂鹽存在於骨骼中，其餘的則儲存在柔軟組織和體液中，例如，存在於肌肉、心肌、肝、腎、腦、淋巴和血液等組織內，只有1％的鎂存在於血漿內，並多呈離子狀態，是細胞內重要的陽離子。鎂的主要功能除了是構成骨骼與牙齒的主要原料外，更可以說是生命的必要元素，最初的原始生物，其核心就因含有鎂元素，才能進行光合作用。

所有與能量ATP變成ADP相關的酵素均需要鎂的參與。鎂離子也是輔酵素的成份，對核酸DNA的轉錄與RNA的複製和蛋白質的合成非常重要。鎂有助於皮質酮（Cortisone），能調節血磷濃度，並能調整細胞內的滲透壓和體內的酸鹼均衡和體溫。鎂離子與鉀、鈉、鈣離子共同調節神經的感應及肌肉的收縮。人體要吸收維生素A、B群、C、D、E和鈣質時也需要鎂的協助。

❦認識礦物質鈉（sodium; Na）——平衡血壓的礦物質

巨量礦物質鈉在正常成人體內含量約爲每公斤體重含一克的鈉，有50％的鈉存在細胞外液，40％的鈉存於骨骼內，所剩的10％則存在細胞內液。鈉是細胞外液中最主要的陽離子，它能調節體液的滲透壓和保持水份的平衡，維持神經和肌肉的傳導和感應，促進肌肉正常的收縮，並且維持體內的酸鹼平衡。

❦ 認識礦物質鉀（potassium; K）——心臟、神經的礦物質

巨量礦物質鉀正常成人體內每公斤體重鉀的含量約爲2克，其中約97％的鉀存在於細胞組織內，其餘的存在於細胞外液。

鉀是構成細胞的主要成份，也是細胞內液中最重要的陽離子和鹼性元素，亦是維持細胞內滲透壓動態平衡的主要成份。

鉀是蛋白質合成作用所需的元素，並且能促進細胞內的酵素活動。細胞外液中少量的鉀離子，與鎂、鈉、鈣離子共同促進神經的感應、肌肉的收縮，並且維持心臟規律的跳動和血壓的正常。

鉀離子和鈉離子在神經傳導及肌肉收縮的過程中，其位置會互相取代，如果食用多量的鈉，而鉀的攝取量又不足時，很可能會導致高血壓和心臟病。

❦ 認識礦物質氯（chlorine; Cl）——調節酸鹼值、殺菌排毒的礦物質

巨量元素氯，氯離子與鈉離子相似，由氯化鈉的形式存在於體液中，主要是存在於細胞外液中，尤其是血漿和細胞液間。氯是細胞外液主要的陰離子，是胃液的重要成份，此外腦脊髓液及腸胃道的消化液中皆含有高濃度的氯離子。

氯離子能調節體液的滲透壓，及水分的平衡，調節體液的酸鹼度，提供胃酸中的成份，活化酵素。氯離子可以殺死腸內的細菌、協助肝臟排除體內毒素。

❦ 認識礦物質硫（sulfur或sulphur; S）——維護皮膚、毛髮、殺菌解毒的礦物質

巨量礦物質硫也是人體必須的礦物質之一，以有機物及無機物

兩種形式存在於體內。一般成年人體內含硫約175公克，分布於身體的細胞內。

硫是構成細胞質的主要成份，含硫的穀胱甘汰（glutathione, GSH）能對抗自由基，具有抗氧化性，能保護細胞不受損傷。

硫更是維護毛髮、指甲生長的重要元素，其中含硫的角蛋白（keratin）就是頭髮、指甲及皮膚的重要物質。其他含硫的有機化合物包括：胰島素（insulin）、輔酵素A（coenzyme A）、肝磷脂（heparin）、維生素B_1（thiamine）、維生素H、生物素（biotin）等都是維持身體機能的重要成份。

硫與糖類結合成爲黏多糖類（mucopolysaccharide），可以維持關節間韌帶的潤滑性，例如，軟骨素硫酸（chondroitin sulfuric acid）可以鞏固軟骨、肌腱和骨骼的基質。含硫的肝磷脂能促進血液凝固。硫還能維持腦部氧的平衡，促進腦部機能，並且促進傷口癒合與增強對疾病的免疫功能。此外，含硫物質亦具有殺菌和強精壯陽的功效。

許多酵素需要有一個含硫醇基（－SH）來活化，因此硫參與多種體內的氧化還原反應。硫醇基（－SH）可形成一個高熱能的硫鍵（high-energy sulfur bond），在醣類與脂肪釋出熱能的代謝作用中非常重要。

硫可清除細胞內的鋁、鉛、鎘、汞等重金屬，同時含硫氨基酸在細胞內代謝以後，產生硫酸，可與酚、甲苯酚等有毒物質結合，成爲無毒的化合物，然後由尿液排出體外，因此，硫還具有重要的解毒功能。

❦認識礦物質磷（phosphorus; P）——強化骨骼和細胞、增強能量的礦物質

巨量礦物質磷成人體內含磷量約爲400～800克，約佔體內礦物質總量的1/4。

磷在體內與鈣結合成爲磷灰石，爲構成骨骼和牙齒的主要成份。磷亦是細胞膜的主要成份，是去氧核醣核酸（DNA）、核醣核酸（RNA）、三磷酸腺（ATP）、輔酵素、維生素B群等的組成成份。

磷脂能控制溶質滲透進出細胞，並能便利脂肪在體內的運輸。磷酸化作用是人體內新陳代謝作用的重要步驟。例如，葡萄糖必須經過磷酸化作用才能被小腸黏膜吸收。有機磷化合物在人體內能促進醣類代謝作用，產生熱能。無機磷酸鹽在血液中是重要的緩衝劑，有助於維持體內酸鹼的平衡。

❦認識礦物質鐵（iron; Fe）——製造紅血球、協助氧化還原的礦物質

微量礦物質鐵是人體最常需要補充的微量礦物質。成年男子每公斤體重約含鐵50毫克，成年女子每公斤體重約含鐵35毫克。

人體的鐵大約有70％儲存於血液中，10％存在於肌肉中，而其餘的則存於肝、骨髓和含鐵的酵素之中。

鐵以四種形式分布於身體各部位：（1）在循環的血漿中與β——球蛋白結合，形成肝轉鐵褐質（Transferrin），此類化合物中的鐵可以在組織細胞需要時很快的被釋放出來；（2）鐵亦可以形成血紅素和肌紅蛋白，負責輸送氧至體內各細胞與組織中，以便進行食物的氧化代謝作用，並且負責運送代謝後產生的二氧化碳、氫離

子及其他廢物排出體外；鐵也是神經傳導的必要元素並且參與體內氧化與還原的代謝功能；鐵與維生素C共同參與膠原蛋白質的合成作用，使皮膚和毛髮有光澤和彈力；（3）鐵與各種酵素結合，形成含鐵，例如，細胞色素（cytochromes）、細胞色素氧化（cytochrome oxidase）、過氧（peroxidase）和接觸（catalase）等；（4）鐵並可與蛋白質結合成爲鐵蛋白（ferritin）儲存在肝、脾和骨髓內。

認識礦物質硒（selenium; Se）——抗癌、抗氧化、抗衰老的礦物質

超微量礦物質硒硒是酵素系統的輔助因子，與脂肪的代謝功能及細胞的氧化作用頗有關聯。硒在動物體內能防止肝臟組織被脂肪浸溶及壞死，並且能與維生素E互相加強治療肝病的功效。

硒在人體內與其他酵素相互輔助，是一種很好的抗氧化劑，因爲硒是麩半胱甘胺酸過氧化酵素（glutathione peroxidase）的組成成份，而此種酵素可聯同鐵、銅、錳、鋅等正價礦物質，使體內的自由基轉變成過氧化氫（H_2O_2），再使過氧化氫與麩半胱甘胺酸作用而變成水，因此硒可以說是排除體內自由基的重要稀有礦物質，它具有抗氧化和抗衰老的功能。

美國科學家曾以白鼠做過實驗，當硒不足時，就算給予白鼠再多的蛋白質、脂肪等營養素，白鼠的成長還是非常緩慢，皮毛稀疏沒有光澤。但在白鼠的食物中加入硒後，白鼠的所有異常症狀都改善了，因此，只要攝取足夠的硒，就能保持體內細胞的活性化，並能延緩老化。

越來越多的科學驗證顯示，硒對於預防某些癌症和腫瘤佔有重

要的地位，多項的研究已提供出相當的證據：身體缺乏硒，會增加乳癌、大腸癌、肺癌和攝護腺癌的發生率。

美國著名《科學雜誌》（*Science*）曾發表報告指出，有機硒吸收太陽的紫外線，使人體免除紫外線的傷害。硒有制止體內有害金屬汞和鎘等的活動性，也就是說，硒能和有害金屬直接結合，而消除重金屬對人體的危害。

依據日本千葉大學藥學部的教授山根靖弘博士針對「汞中毒與硒的解毒功能」的研究報告指出，對老鼠餵食汞劑後，老鼠在第七天全部死亡，但在另一組中除餵食相同劑量的汞劑外，還另外施加硒，結果，此組的老鼠全部存活。

雖然，鋅、鐵、銅等微量元素也能排除人體內重金屬鎘的污染，但是硒的功效卻比它們高出50～100倍，因此硒具有將人體內有害的重金屬「無害化」的功效。

男性體內的硒大半集中於睪丸及連接前列腺的輸精管內，可使精子活躍。實驗證明，硒不足的老鼠精子，幾乎都失掉了其尾部、無法活動。硒具有增強精力和性機能的功效，協助性腺荷爾蒙的產生，增加受孕機率。同時因爲硒具抗氧化功能，因此它和抗氧化維生素A、C、E聯合，可減緩風濕患者的關節疼痛，並能預防眼睛白內障的發生率。

❦認識礦物質鋅（zinc; Zn）——抗氧化、增強免疫力、增加性功能的礦物質

微量礦物質鋅。成人體內含鋅量約爲1.5～3.0公克，主要存在於皮膚、肌肉和骨骼中，其次在視網膜、肝、胰、腎、肺、血漿、前列腺、睪丸、精子和頭髮中也含有鋅的成份。鋅是碳酸脫水

酶（carbonic anhydrase）的構成元素，它有攜帶及運送二氧化碳的功能；鋅也是羧月太（carboxypeptidase）的輔助因子，以協助蛋白質水解；鋅也是乳酸去氫（lactic dehydrogenase）的一部分，有助於醣類代謝的功能。

鋅在胰臟中與胰島素結合，協助血中糖份的分解。科學研究早已證實，一般糖尿病人的胰島腺含鋅量只有正常人的一半。

鋅對於人類的生長發育、生殖功能、性腺分泌、男性精子的生成、膠原纖維的生成及傷口癒合等都有直接的功能。

此外，鋅在人體內可以協助增強免疫機能。在白血球內需要鋅與蛋白質結合在一起，雖然其功用尚不明瞭，但是據檢驗報告指出，白血病（eukemia）患者的白血球內含鋅量較正常的人少10％。

鋅可以加強維生素A、鈣與磷的作用，鋅含量充足可以預防唐氏症及老人癡呆症的發生率。鋅也有強化中樞神經系統的功能，協助神經傳導作用。鋅離子能影響細胞膜對於鈉、鉀、鈣等離子通路的順暢性。鋅對中樞神經與腦部運作具有相當的重要地位，喪失味覺、視覺、嗅覺等往往都是缺乏鋅的早期症狀。

鋅可以削弱有害金屬的毒性，尤其是對鉛、鎘、汞等重金屬有相互抵制的作用。

❦認識礦物質釩（vanadium; V）——抗壓力的礦物質

超微量礦物質釩能抑制磷酸水解酵素的活性，因此可以控制細胞分裂的周期。

適量的釩可以活化葡萄糖六磷酸鹽水解酵素、促進葡萄糖的代謝作用。

同時適量的釩又可以加強血液中紅血球的攜氧功能，並能改善缺鐵性貧血。

當人體承受壓力時，釩能與碘同時協調甲狀腺代謝功能，以適應外在壓力。

老鼠的實驗顯示釩可能具抗癌功效，但尚無確切的證據。

釩在骨骼和牙齒的代謝方面也擔負重要任務。

❦認識礦物質矽（硅）(silicon; Si)——強化骨骼、光澤毛髮的礦物質

微量礦物質矽亦可譯爲硅多半應用於製造玻璃和瓷器方面。近幾十年間則被大量製成矽膠、用於美容及隆乳手術。

矽是人體所必須的微量礦物質，矽主要存在於成骨細胞（osteoblast）的粒線體（mitochondrion）中，以協助進行細胞內的代謝和呼吸功能，對骨質的硬度和成形亦有極爲重要的功能。

矽存在於各類結締組織中，是細胞間黏液黏多醣類（mucopolysaccharide）的主要成份。

人體內含矽最多的器官組織除骨骼外，毛髮、指甲和皮膚都含有矽。

矽酸能與鋁離子結合，減低鋁沉積在腦細胞的危險，預防老人癡呆症的發生。

❦認識礦物質鎳（nickel; Ni）——具催化力、降血脂的礦物質

微量礦物質鎳主要存在腦和肝臟中。鎳的化學功能與鉻、鐵、鈷相似，是人體內酵素進行氫化作用時的催化劑，同時大量被用在速食餐飲和糕餅製作中。

鎳能活化胰島素，促進血糖的代謝作用，穩定核酸的RNA和DNA；並且可降低人體血液中的血脂肪和膽固醇含量。

鎳與細胞膜的代謝功能以及在對心臟、肝臟和生殖功能等方面也有密切關係。西元1970年間，科學家們曾先後以小雞、豬、老鼠等做實驗，發現缺乏鎳時，會造成動作普遍遲緩，生長緩慢，皮毛無光澤，及營養不良的現象。

鎳能調節催乳激素（prolactin）的分泌，並能刺激女性乳腺的生長發育，及分娩後製造乳汁。

❦認識礦物質鍺（germanium; Ge）——抗氧化、除污染的礦物質

微量礦物質鍺爲近幾年來當紅的保健食品，並且被視爲天然的抗癌礦物質，其原因爲有機鍺可在動物或人體的細胞或組織中釋放出氧分子，因而提高生物細胞的供氧能力，使僅適應於低氧環境下的癌細胞無法繁延甚至死亡。

無機鍺爲半導體的重要金屬元素，而有機鍺與氧結合後，和病變細胞組織代謝時所釋出的氫離子H^+結合，進行去氫反應，除去人體內細胞中多餘的正價氫離子和其他有害的物質；同時有機鍺可能在血液中與紅血球結合，成爲氧的替代物，協助氧的運送與貯存，爲良好的抗氧化劑。鍺可與重金屬鉛、汞、鎘結合，而後一起排出體外，爲良好的重金屬解毒劑。

❦認識礦物質銅（copper; Cu）——清除自由基、美化肌膚、抗衰老的礦物質

微量礦物質銅：在所有的組織細胞內都含有銅，其中以腦、肝、心、腎中含量最多。嬰兒肝臟內含銅量比成人高出6～10

倍，但一歲後就逐漸降低至與成人的含量比例相同。

人體內至少有二十多種蛋白質和酵素含有銅離子。銅離子是肌腱、骨骼、腎上腺荷爾蒙、神經系統等重要的輔助金屬離子。

銅的主要生理功能爲組成多種氧化酵素，例如，血漿銅藍蛋白、賴氨酸氧化央C其中銅離子能與超氧化歧化酶（SOD, superoxide dismutase）結合，去除人體細胞內的游離自由基，保護體內細胞與核酸的完整及維持正常功能，因此銅離子具有抗氧化、抗衰老與抗癌的功能。血漿中含有血漿銅蛋白，能促進鐵的利用與功能，銅離子並能促進膠原蛋白生長，有助於皮膚和毛髮的生長以及黑色素的形成。

銅又可與鐵結合形成多種酵素，對於人體內熱能的產生、脂肪的氧化作用、尿酸的代謝功能等都具有直接的關係。

❦認識礦物質鉻（chromium; Cr）——減肥、降血糖的礦物質

微量礦物質鉻於西元1797年由法國的分析化學家Louis Nicolas Vauquelin發現，其在成人體內的總含量約爲1.7～6.0毫克，主要存在於腦、肺、胰、腎、肌肉、骨骼等器官中。鉻從嬰兒時就存於體內，其含量爲成人時期的三倍，也就是說，隨著年齡的增長，人體組織內鉻的含量也逐漸降低。

同時，經檢驗發現在人體組織中含鉻量高者，不易罹患糖尿病。因此研究者推論：人至中年後，其體內含鉻量減少可能增加糖尿病的發生率。由此可知，鉻是維持人體正常葡萄糖耐量所必須的元素，也是胰島素的輔助因子，可以使胰島素的效能增加。鉻不但可協助蛋白質的運送，而且可以防止高血壓的發生，缺少鉻可能是引起動脈硬化和糖尿病的原因之一。

鉻能促進糖及脂肪的代謝，因此，鉻能降低大部分成人糖尿病患對胰島素的需求量，並能改進葡萄糖的容忍耐性，且由於鉻可幫助脂肪代謝，因此對於降低體重（減肥）有不錯的效果。

許多證據顯示，人類食物中如有充分的鉻、硒、銅、鉀、鎂、鈣等礦物質，則能平衡血液中膽固醇和三酸甘油脂的含量，可降低罹患心血管病的危險性。

❦認識礦物質碘（iodine; I）——甲狀腺、增強體力的礦物質

微量礦物質碘；正常成人體內含碘量約為20～50毫克，其大部分儲存於肌肉中，另有1/3則儲存於甲狀腺內。甲狀腺組織內所含碘的濃度是其他組織的2500倍，因此除甲狀腺之外，身體其他各部組織的含碘量極低。

碘是構成甲狀腺激素的主要成份，而甲狀腺素（thyroxine）能刺激及調節體內細胞的氧化作用。人體的細胞中大約有一百種以上的酵素受到甲狀腺素的影響，因此碘能夠影響人體大部分的新陳代謝作用，其中包括：基礎代謝的速率、身體發育的快慢、神經及肌肉組織的功能、循環系統、呼吸系統及生殖系統等的運行、智能發展等。

碘的缺乏除會引起甲狀腺腫大和發育障礙外，也會造成甲狀腺素分泌不足，使人產生倦怠感、循環系統及腸蠕動緩慢，此時如果飲食熱量未加控制，則易導致肥胖症。高碘具有對抗甲狀腺素的作用，可防止因甲狀腺素分泌過多而導致甲狀腺機能亢進，或形成突眼性甲狀腺腫，而產生心跳加快、體重銳減、盜汗及情緒急躁等現象。碘在免疫系統上也佔有重要地位，因為它具有協助多晶核子白血球發揮殺死微生物的功能，同時意外暴露於放射線時，可以保護

甲狀腺。此外，碘尚有保持皮膚、頭髮和指甲健全的功用。

❦認識礦物質錳（manganese; Mn）——酵素、抗氧化、抗衰老的礦物質

微量礦物質錳在成人體內含量約為15毫克，多半儲存在肝臟與腎臟中，極少量的錳存在於腦、胰臟、骨骼、視網膜及唾液中。

就營養觀點而言，人體對於錳的需求量雖然不高，但它卻是人體內不可或缺的觸化劑。

錳是多種酵素的組合成份之一，同時也是許多酵素的輔，錳離子可在必要時取代鎂離子參與能量的生化反應；錳能促進胺基酸間的互相轉換，活化肽（促進蛋白質在腸內進行水解作用；錳能活化血清中的磷酸脂解孕H清除血液中的脂肪，並能促進長鍵脂肪酸的合成；錳在肝糖分解作用中，能活化多種反應，以完成葡萄糖的氧化作用。

此外，錳離子能與酵素SOD結合，除去人體細胞內的自由基，因此具有抗氧化及抗衰老的功能；錳並能活化一種精胺酸（arginase），幫助形成尿素以預防體內產生過多氨氣而中毒。

❦認識礦物質鈷（cobalt; Co）——造血、強化醣和脂肪代謝的礦物質

微量礦物質鈷在人體組織內的含量很低，主要儲存在肝臟中。鈷也是造血的過程中不可缺少的礦物質，因為鈷是構成維生素B_{12}的成份，為形成紅血球所必須的元素。胰腺中也含有大量的鈷，用來合成胰島素以及一些對糖、脂肪代謝作用過程中的酵素。

鈷的主要功能除可合成維生素B_{12}、催化血紅細胞成熟、防止

貧血、強化醣和脂肪的代謝功能之外，並能維繫脾、胃功能、解煙毒。

❦認識礦物質鋰（lithium; Li）——改善心理情緒的礦物質

鋰是最輕的金屬，性質非常活躍，因此不會以天然形態單獨存在。鋰均勻散佈於地殼的土壤中，尤其大量存在於火山岩和石灰岩中。鋰易溶於礦泉、井水及海水中，一般硬水中約含9.8ppm的鋰，在海水中更高達11ppm。

鋰存在於腦細胞內，並且在松果體、腦下垂體、甲狀腺、胸腺、卵巢、睪丸以及胰臟內也含有微量的鋰。

鋰是鹼性金屬，與鉀、鈉、銣、鐳是屬同族。健康人的血液中每毫升含有0.6～2.8毫微克（nanogram）的鋰。鋰能調節細胞核膜的呼吸作用，幫助葡萄糖進入細胞內，改善受孕機率等。

早在西元1949年科學家就發現碳酸鋰可以幫助躁鬱病患，目前碳酸鋰已成爲治療此病最常使用的藥物。直到西元1970年中期，科學家又發現鋰可以調節人體內鈉的不平衡，因此對於高血壓及心臟病的患者有很大的幫助。西元1970年對於鋰的早期研究還有更重要的發現，那就是鋰能緩和人類的精神狀態，減低自殺、謀殺及強暴率，也就是說低量的鋰對於人類的行爲有直接的助益。

❦認識礦物質硼（boron; B）——抗壓力、增進思考力、預防癡呆的礦物質

微量礦物質硼可以促進鈣、鎂、鉀、磷的吸收與代謝，因此硼對於促進骨骼的合成、預防骨質疏鬆症都具有相當的重要性。

停經後的婦女若飲食中含有充份的硼，則可以加強其骨骼中鈣

和鎂的保存量，同時血清中的睪丸激素（testosterone）和雌性激素（17-beta-estradiol）的濃度也會提高。這種情形對低鎂鹽或缺乏維生素D的婦女更爲顯著。

科學研究證實硼可以促進腦細胞功能，可以增強思考力和記憶力，預防並改善老年癡呆症。

許多研究證明，攝取足夠的硼可以改善蛀牙的發生率。

以含硼化合物──四硼酸鈉氫化物（sodium tetraborate decahydrate）所做動物實驗中證實其對羊之關節炎有預防功能。

❦認識礦物質氟（fluorine; F）──強化牙齒骨骼的礦物質

微量礦物質氟；正常成人體內含氟量約爲每公斤體重70毫克，主要存在於骨骼和牙齒中，是骨骼和牙齒的重要成份之一。

氟與牙齒的健康，有密切的關係，可使牙齒健康、琺瑯質堅固亮麗，對預防蛀牙極有效果。

除鈣和磷之外，氟也是「關鍵性微量元素」。研究顯示，氟能幫助鐵的吸收，並能促進傷口癒合。此外，亦有研究證實，居住在「氟化飲水」地區的老人，其罹患骨質疏鬆症的機率較低，原因在於更年期婦女或不常運動的人，其骨骼中含鈣的氟化鹽比較不易發生脫鈣作用而耗損。

❦認識礦物質鉬（molybdenum; Mo）──協助核酸代謝、健全紅血球的礦物質

微量礦物質鉬在成人體內，含量極微，大約只有9毫克，是黃嘌呤氧化或稱黃質氧化（Xanthine Oxidase）及肝醛氧化（Liver Aldehyde Oxidase）的組成成份。鉬存在於肝、骨和腎等器官組織

中。

缺鉬地區的人，癌症發病率較高。

鉬可以協助核酸的代謝作用產生尿酸，以清除體內過多的嘌呤衍生物，也就是在嘌呤新陳代謝過程中，黃質氧化觸化黃嘌呤（Xanthine）的氧化作用產生尿酸。

鉬是多種酵素的輔因子，因而也參與脂肪和醣類的代謝作用，並且能活化鐵質，使血紅球生長健全，預防貧血。鉬同時也參與人體內硫的代謝作用，促進細胞功能正常化。

礦物質、稀有礦物質和超微量礦物質對人體的重要性，在近幾十年中才逐漸受到重視及深入研究，因此，許多稀有礦物質和超微量礦物質對人體的功能及特性尚在研究階段，且尚未能訂出任何標準用量。但是依據前篇所述，生命的起始點來自海洋，而海水中包括近七、八十種礦物質，其中相互間抑制和加乘的作用，對於進化後的生物和人類必定有特殊的功能。

僅就有限資料，在此將目前對超微量稀有礦物質的研究概述如下，提供讀者參考。

❦ 鋁（aluminum; Al）——輔助胺基酸組合的礦物質

成人體內含鋁量約為50～150毫克，鋁於人體內某些胺基移轉與胺基酸的組合功能具有輔助的功效。

❦ 錫（tin; Sn）——平衡肌肉伸張、有益生長發育的礦物質

少量的錫可活化酵素、促進核酸與蛋白質的合成，有益生長和發育，也可以平衡肌肉的伸張，促進毛髮生長。

錫的運送主要經由淋巴系統，並多儲存於胸腺、脾臟和骨髓中，而當胸腺功能受損時，可能引起淋巴腺癌，因此含錫的某些化合物可能具有抗淋巴腺癌的功能。

❦鍶（strontium; Sr）——強化骨齒的礦物質

鍶和鈣都是組成骨骼的重要元素。研究人類進化的學者專家發現，史前人類的頭骨、骨骼、牙齒遠比現代人堅硬，而其鍶的含量也比現代人類高出很多。鍶可強化並堅固骨質，但現代人類的飲食中含鍶量極少，因此現代人類的骨齒也較脆弱。

❦鈹（berylium; Be）——防止牙垢生成的礦物質

鈹是最輕的鹼性金屬。鈹的特性是穩定、質輕和熔點高，在冶金時特別有利。

人體牙齒的琺瑯質中約含有0.09～1.36ppm的鈹，也有人含鈹量甚至高達15.9ppm。少數實驗顯示攝取0.01～2.00ppm的鈹可以減少牙齒方面的毛病，同時使用含有1ppm鈹的氯化鈹可以防止齒間牙垢的鈣化，但這些資料仍嫌不足，有待更進一步的研究證實。

此外，因爲鈹分子非常輕小，比其他元素容易穿入腦部的血液和骨髓中，所以，科學家正積極研究以鈹治療腦瘤和骨癌的方法及可行性。

❦銀（silver; Ag）——消炎、抗菌的礦物質

在十八世紀至十九世紀這段時間裏，使用膠黏性銀（colloidal silver）是美國人抵抗傳染病最盛行的方法。直至抗生素等藥物發明後其抗菌功能才逐漸爲現代人所遺忘。直到近幾年來，抗生素濫

用造成許多抗藥性突變病菌無法控制，膠黏性銀從而又展現出其「天然抗菌」之功能。

銀特有的消炎抗菌功效與金、銅很相似。外用的碘化銀液用來治療黏膜發炎，硝酸銀溶液的眼藥滴劑用來防止和治療眼睛發炎。銀與蛋白質的結合物則是人體許多部位的消炎、殺菌劑。

❦鈦（titanium; Ti）——柔軟組織的礦物質

四氯化鈦（titanium tetrachloride）能在潮濕的空氣中形成煙霧狀，因此常被用作飛機在空中寫字或繪圖的原料。

太陽和月亮都含有鈦，地球的地殼及土壤中均有鈦的存在；植物體內含鈦量極低，僅微量存在於人體柔軟組織內；人體肺部也含有少量的鈦，其直接來源可能是——空氣。

❦鈧（scandium; Sc）——協調代謝作用的礦物質

鈧能維持生物酵素的催化功能，並能調節人體新陳代謝的機能，雖是超微量礦物質，卻是人體不可或缺的元素。

❦鑭（lanthanum; La）——抗衰老的礦物質

鑭在人體生化反應上與鈣類同，主要存在骨骼、骨髓、結締組織和膠原蛋白內，鑭能促進加強細胞生長週期，延長生命及抗衰老。

❦鈰（cerium; Ce）——抗失眠、抗衰老的礦物質

鈰也是鑭系元素的超微量礦物質，十九世紀時人們就已經知道使用鈰鹽可以治療失眠和精神方面的疾病。

鈰具有殺菌性，也常被用於燒傷感染等皮膚病的化學藥物中。

少量的鈰儲存於骨骼、骨髓和膠原蛋白中，並具有抗衰老的功能。

❦鎵（gallium; Ga）——腦細胞的礦物質

鎵的化學特性與鋁相似，且具有半導體的功能，多存在於腦細胞和骨胳中，可調節腦細胞的生化反應，維持腦部的正常功能。

鎵還具有抗腫瘤的功能，但仍需更多的實驗加以證實。

西元1997年德國《醫學月刊》曾發表有關鎵的研究報告，指出鎵能降低自體免疫功能失調之紅斑性狼瘡的病發率。

❦鉺（erbium; Er）——預防心血管疾病的礦物質

鉺與其他鑭系元素，包括有鈥（holmium; Ho）、銩（thulium; Tm）、鐿（ytterbium; Yb）和鈧（scandium; Sc），這些元素除了鈧之外與其他11種元素包括了：鑭（lanthanum; La）、鈰（cerium; Ce）、鐠（praseodymium; Pr）、釹（neodymium; Nd）、鉕（promethium; Pm）、釤（samarium; Sm）、銪（europium; Eu）、釓（gadolinium; Gd）、鋱（terbium; Tb）、鏑（dysprosium; Dy）、鎦（lutetium; Lu）。這15個鑭系元素它們的物理和化學性質非常相似。在生化方面它們與鈣元素頗類同，主要存在人體的骨骼、骨髓、膠原蛋白、和結締組織中。有許多科學家認爲微量的鑭系元素可能預防中風、血管阻塞和心肌梗塞、血管硬化等慢性病。

❦金（gold; Au）——增強大腦敏銳度、抗疼痛的礦物質

金與銀、銅是最佳傳熱和導電的金屬。人體內含有超微量的金

離子，可使人體內熱能與電能的傳導更均勻。十九世紀至二十世紀初期，醫生們使用金來醫治梅毒、淋病和因免疫功能失調所引起的關節炎、紅斑性狼瘡等病症。

在同類療法中金更被經常用在治療心臟病、肝病、骨痛、頭痛和睪丸炎等處方中。尙有研究發現微量的金可增強大腦的敏銳度。

目前日本流行飲用的「純金超微粒子水」聲稱可以克服現代許多慢性疾病，主要就是運用金的導電及安定痛症的特性。

❦銻（antimony; Sb）——具抗菌性的礦物質

為半金屬性超微量礦物質。雖然銻被認爲具有毒性，但在古埃及時期卻經常以它做爲預防眼睛發炎的配方。銻可抗黴菌，曾被用來醫治肺炎。目前對銻的研究尚在實驗階段，並無確切的論證。

❦鉍（bismuth; Bi）——對消化道有益的礦物質

早期在英美各國，就經常以鉍的化合物醫治痢疾、霍亂、腹瀉以及腸胃炎。鉍的化合劑並爲醫治傷口的外用藥。

最近醫學界發現以極微量的鉍可以治癒消化性胃炎或十二指腸潰瘍。

目前美國超市或健康食品店中非常暢銷的腸胃消化制酸劑——Pepto-Bismo，其中就含有鉍。

❦鎘（cadmium; Cd）——存在於腎臟內的礦物質

在若干有機體中，鎘可以取代鋅，其中包括某些需要鋅的酵素在內。由腎臟皮質部組成的含鎘蛋白質嚴格地控制鎘的代謝作用，以保護人體不致鎘中毒。

西元1984年生化科學家曾發現鎘可以刺激人體生長速度，但尚未獲得更多足以確證的研究報告。

❦鏑（dysprosium; Dy）——激發松果體的礦物質

鏑亦屬鑭系元素，屬超微量礦物質，雖然在人體內的總含量非常少，但人體主要的各類腺體包括：松果體、腦下垂體、胸腺和甲狀腺均需依靠微量的鏑以進行正常的運作。而松果體有如生命的時鐘，可協調其他腺體的分泌功能，因此，鏑對抗老也有一定的重要地位。此外，在骨骼中也發現微量的鏑，有可能協助骨骼的發育。

❦銪（europium; Eu）——協助凝血作用的礦物質

銪亦屬鑭系元素，於西元1901年由化學家Eugene Demarcay發現。動物實驗發現，微量的銪可以使生命延長一倍以上。銪在血液凝結作用上也具有輔助功能並可預防血友病。

❦鉛（lead; Pb）——平衡酸鹼度、穩定重金屬污染的礦物質

以鉛作爲醫療處方且單獨服用，因會引起中毒現象，因此，在「自然療法」中，經常連同其他多種微量礦物質一齊使用，而且用量極微。

從骨骼灰燼中發現，鉛爲骨骼中所含微量礦物質中含量之首位，這表示鉛對於人體健康有其必要的地位，尤其在骨骼的形成和成長方面，有其重要價值。

鉛雖對人體具有毒性，但是極微量的鉛卻可以穩定其他具有毒性的微量礦物質，降低甚至抵消其毒性。

鉛可以維持人體的酸鹼平衡，使血清和體液不至於過酸或過

驗。近幾年來，生化學家發現鉛能激發某些新陳代謝的作用。

在自然醫學的「同類療法」領域中，常以超微量的鉛做爲醫治動脈硬化、帕金森症（Parkinson's disease）和老人痴呆症（Alzheimer's disease）。此外，將鉛外用於傷口如燒傷、皮膚炎、疣、牛皮癬等也有顯著的成效。

❦鈀（palladium; Pd）——減輕婦女病的礦物質

鈀對氫有強大的吸附力，因此常被用做爲氫的淨化元素。鈀在自然界常與鉑、鎳在一起，它可以取代鉑的作用。

西元1997年科學家們曾嘗試將鈀用在癌症治療方面，但尚待更多的研究實驗加以印證。而「同類療法」中，鈀則廣泛應用於醫治婦女病。

❦鉑（platinum; Pt）——減輕婦女經痛的礦物質

鉑和鈀的化學殊性類同，均可吸附大量的氫離子。

西元1996年美國科學界曾發表有關以鉑抗癌的研究報告，但尚待更多的實驗和進一步的研究加以印證。

四氯化鉑曾經被用於治療梅毒和淋病。「同類療法」中則常以鉑治療婦女經量過多或過少、陰部騷癢、子宮疼痛、陰道痙攣和神經痛等。

❦銣（rubidium; Rb）——安定神經的礦物質

雖然銣在地殼土壤中的含量較鉻、銅、鋰、鎳和鋅爲多，且較海水中的鋰多一倍，但是銣只開始在西元1960年之後才被分離出來，因爲銣在自然界多與其他元素結合共存，而非單獨存在，銣在海水或溫泉中常與鋰共存。

銣鹽曾經被廣泛應用於治療歇斯底里症（Hysteria）和神經過敏症。銣在週期表中緊接於鉀的下方，在必要時，它可以取代鉀離子的電解功能。

❦碲（tellurium; Te）——殺菌、防癌的礦物質

有關碲的醫學研究在近幾年才陸續展開。西元1997年10月～12月間一份有關防癌的研究報告指出：碲具有殺菌功能，並且很可能具有預防某些癌症的功效。

❦鉈（thallium; Tl）——測試心臟的礦物質

醫學上引用氯化鉈（鉈201）溶液施以靜脈注射，用於驗測心肌病徵至今已有1/4世紀之久。

❦鎢（tungsten或wolfram; W）——抵制抗藥性的礦物質

鎢的化學特性和鉬相似。鎢除用於在日常生活中的燈絲外，醫學界在治療乳癌或其他癌症時，經常以鎢的化合物抵制葡萄球菌類對抗生素所產生的抗藥性。

❦錒（actinium; Ac）——偵測人體內重金屬的礦物質

生化學家研究發現，錒可能在預防或治療直腸癌方面具有某些效能。

醫學界在非常審慎的技術下，使用錒與鈾鹽以偵測人體肌肉組織內和血液中存在的重金屬。

❦鈾（uranium; U）——以對抗療法降低血糖的礦物質

從十九世紀初直到現在，自然醫學界對抗療法的醫生們，經常以鈾治療糖尿病，因爲它能迅速降低血中的糖分。

奇特的鹽湖海水

1 鹽湖海水的生態環境

當我們瞭解海水對生物界（無論是動物或是植物）的淵源和其對延續生命的重要性時，我們就必須知道另一個比海水更具奇特性的大自然寶藏——集聚千萬年海水之精華才形成的內陸鹽湖。

遠在中國大陸的青海高原以及美國猶他州的鹽湖城因地勢的形態，都有鹽湖地帶。但因爲青海地區較偏遠而且湖水不夠純淨，因此，只剩下猶他州的鹽湖一枝獨秀，是爲美國猶他州的寶湖，並以「鹽湖城」（Salt Lake City）做爲猶他州的地名。西元2002年世界冬季奧運會就在鹽湖城舉行的。

受到大自然生態演變的影響，地球的陸地不斷的受到風化，礦物質的含量亦因此不斷的改變，它們經過河川而注入大海或是匯集於內陸湖海中。經過幾億年的地形變化，成就了一片有如海洋般的湖泊，靜靜的躺在太平洋之側的洛磯山脈的沙漠高原上。洛磯山脈海拔超過4千多英呎，群山峻嶺，終年積雪，當盛夏炎熱時，部分冰雪滆化，形成冰河，因爲地勢高，因此夾帶著大量因受到強烈的衝擊力而自岩石溶入的礦物質並且順勢流入內陸海水中，歷經千萬年的累積形成了「鹽湖」。「鹽湖」經過了歲月的洗禮，大自然生態的循環，維持了湖水的淨化，更保有了高效能、高濃度的生命基本元素——礦物質。

鹽湖在淨化過程中，有一項非常奇特的淨化方式。鹽湖中有一種特產的鹽蝦（Brine Shrimp）牠們是鹽湖中唯一的生物，牠們會吞食腐化的蛋白質和其他的殘渣，同時在高濃度的海水中的鈣會自然聚集而形成沙礫，在由鈣聚集成沙的過程中，鈣會將湖中的殘渣包捲在沙粒中沉聚到湖底，逐漸使鹽湖純淨。因此「鹽湖」的水質，幾千年來，運用這種天然生態的循環，保持了零污染的淨化。

鹽湖得天獨厚的含鹽量，經過生態過濾淨化後，又因鹽湖城的特殊氣候變化，在夏天異常炎熱，而冬天卻又酷寒的天候條件下，使得湖水在夏天自然蒸發，讓湖水中所含礦物質的濃度十多倍於海水中礦物質的含量。而當冬季氣溫聚降時，湖水中的氯化鈉（鹽）會自然結晶而沉入湖底，就在冬天這個特殊季節，可以採收到除去鹽份後的均衡的海水濃縮礦物質。

2 鹽湖海鹽的保健運用

早期居住在美國猶他州鹽湖附近的小熊族印第安人，發現在鹽湖四周的青草和樹木都有療病的效果，因此他們就飲用鹽湖的海水治病、療傷，甚至用來強壯精力。「鹽湖」——成爲了他們的守護神。

來自然純淨的「鹽湖」——礦物質之濃度是海水的六至十倍，所以細菌無法生存，它具有天然的殺菌效果，就連全世界最棘手的水中細菌——沙門桿菌，在經過除去鹽分後的液態濃縮礦物質中都無法生存，即使加水稀釋至10％，亦無法存活，這種天然礦物質具有鹽滷中所含的各種礦物質及微量礦物質，它提供了生物的生存和保健的機能，源自高處的冰川河水注入沙漠之舟，形成了沙漠之海「鹽湖」。這也是大自然賜與我們最天然、最均衡的保健食品。

礦物質證言輯錄

海水經過除去氯化鈉後濃縮50倍而成的鹽滷，含有七十餘種離子化礦物質，能立即被身體吸收，是最天然均衡的礦物質補充劑。使用者獲益良多，特節錄其在中國大陸、美國、日本以及台灣等地服用者食後的好轉實例及證言，與讀者分享。爲保障個人隱私，經見證者同意不完全公布姓名。

在中國大陸各醫院的臨床報告

◆上呼吸道感染及厭食症

由海鹽萃取出來的各種礦物元素含量的比例與正常人體結構成份相近，可以幫助患者建立體內礦物元素的正常平衡，吸收缺乏的礦物質，排出過量的礦物質，所以對於免疫功能低下所導致的「上呼吸道重複感染」有良好的治療效果，並能促進患者新陳代謝恢復正常，身體康復，食慾增加，身高體重增加，且血液中鈣、鋅含量都明顯增加。「鋅」是人體中與生長發育相關的主要微量元素，缺乏鋅會使羥基的活性降低，影響味蕾細胞的活性，導致消化功能的減低，也是「厭食」的重要原因之一，因此服用由海水中提取的礦物質，可以改善厭食症。

天津 塘沽醫院 兒科

◆風濕性關節炎、痛風症狀獲改善

蒙古自治區在中國西北方，高原風景秀麗獨特，唯距大海約數千公里遠，所食之鹽多爲岩鹽，對海水中豐富多樣的微量礦物質元素無法獲得補充；蒙古地區秋冬季酷寒，每年約有五個多月氣溫在零度以下，區內住民多喜肉食及飲酒，故罹患風濕性關節炎和痛風症的人數逐年增加，此類病症難以根治，服藥後短期症狀雖獲改善，但病症很快復發，究其原因主要是爲身體組織新陳代謝之酵素不足，與飲食之「鹽源」有關，因「海鹽」含豐富之微量礦物元素，是調節新陳代謝所需要的營養酵素生成的主要成份，也是身體骨骼韌帶組織生成之重要元素，蒙古住民，多以「岩鹽」佐餐，缺乏天然「海鹽」，可能爲罹患風濕性關節炎或痛風症發病原因之一。

病源數 ＼ 療程病況	15天		30天		45天		60天		75天		90天	
	良	普通	良	普通	良	普通	良	普通	良	普通	良	普通
風濕性關節炎350人	69	281	196	154	247	103	298	52	313	37	332	18
痛風症288人	59	229	137	151	201	87	233	55	267	21	274	14
小計	128	510	333	305	448	190	531	107	580	58	606	32

歷經三年多臨床診治，讓350位罹患風濕性關節炎及288位痛風症的病人，服用由海水提取的濃縮礦物質（成份約為海水去鈉後再濃縮成50倍），每天早、午、晚各滴12～15滴在350C.C.飲水中服用，每半個月（15天）為一個療程，經統計分析如下表：

服用滿三個月後，罹患風濕性關節炎或痛風症的638位病患中，有高達95％，即606人的症狀獲致良好治療，約5％的患者症狀未獲改善。

蒙古 自治區醫院

♦精神異常疾病（過動兒）得以改善

中國大陸進入WTO世界貿易組織後，資訊藉網際網路與世界接軌，醫療技術、臨床報告因而資訊大開，「現代文明病」之一的精神異常和過動兒也開始成為中國政府頭疼的社會病源。廣東開埠通商早，都市現代化程度高，人民罹患精神異常者更加增多，經由海水提取出的濃縮礦物液約含72種微量礦物質元素，其中鐵、鉀、鈣、鋅、鎂、銅、硒、鈉等，對舒緩神經，增強人體抗壓力、防止老人痴呆症等有顯著功效，經院方同意，特用以精神異常、過動兒的臨床診治。

院方原78位住院精神異常病患及37位住院診治的過動兒，每天午、晚餐時，各滴15～20滴50倍濃度的去鹽海水礦物質，滴入湯汁中讓病患服用，經三個月的療程，約58.7％的病患精神穩定狀態明顯改善，過動兒情緒控制良好，持續使用半年後，約71.8％的病患獲得更進一步的精神穩定，足以證明由海水提取的活性礦物質勢將成爲精神異常病患及過動兒的最佳日常飲劑。

廣東 番禺中山紀念醫院

◆改善了骨質疏鬆症和老年痴呆症的症狀

醫藥的進步再加上養生有道，中國高齡人口在逐年增加中，老年疾病日益受到重視，在老人疾病中最常見的是關節炎、骨質疏鬆症及痴呆等。骨質流失所引起的疾病，經常會造成骨折，而60歲以上女性，每四人中會有一人罹患此症（佔25％），而且每增加5歲發生率增加一倍，男性的發生率則較少。

「老人痴呆症」又稱失智症或阿滋海默氏症，是一種中樞神經系統退化的疾病。2001年中國大陸年齡在65歲的老年人口中，約6～10％受此症影響，健忘是最早期的癥候，若症狀持續發展時，語言、知覺及複雜運動的障礙會陸續出現。

針對這兩項老年人常有的疾病臨床治療研究得知，由於礦物元素中鋅、鋁、硒在人體腦細胞、腦脊髓液中及腦部灰皮質中含量的高低，往往是該症發病主因之一。

經由海水濃縮50倍並除去氯化鈉的礦物液，無菌且具離子態的多種微量礦物元素，是最接近人體羊水、淋巴液、血液的營養素；在2001年的2,883件骨質疏鬆症病例及1,741件老人痴呆症病例中，共各抽樣20％，計950件病例，各給予三個月療程，每天午、晚分二次，每次以15～20滴海水濃縮礦物質，滴入飲水中食用；一個月後，塡寫「症狀療效調查表」時，其中35.8％的「骨質疏鬆症」病人在經X光片檢查骨質孔隙大小，顯示症狀獲良好調控，病患疼痛減輕，167位（約48％）「老人痴呆症」患者精神易集中（係指看電視時），失憶情況減輕，對週遭所發生的事會有反應，三個月後的調查表則顯示，該兩項老年人病症，約近63％的病人有明顯改善。

北京 崇慈醫院

在美國的使用心得

◆挽救家庭和事業

我從事電腦業，工作壓力很大，長期下來，經常感到腰酸背痛，除精神緊張外，還不幸罹患陽痿早洩，我對妻子感到歉疚。雖然早就知道海鹽中的礦物質對我很有幫助，但是因爲我的血壓偏高，儘管還不需要用藥物控制，只需要注意飲食就可以了，所以鮮少吃鹹的東西，因此也不敢多用海鹽，直到經由朋友介紹服用內陸海水濃縮並且除去鹽的礦物液，才能安心的服用。一星期後，就感覺到精力充沛，性功能也恢復正常，心情也感到舒泰安定。海水濃縮礦物質挽救了我的家庭和事業。

愛德華・羅丹（EDWARD NORDAN）

美國・維琴尼亞州 （VIRGINIA）

◆醜小鴨變成天鵝

我是一個大學生，五官稱得上「漂亮」，這本應該是我人生最快樂豐富的階段，但是不幸地我的臉上開始長滿了青春痘，不但紅腫，還經常流濃破皮，眼看其他女同學的臉都是白嫩平滑，擦上化妝品更是亮麗，而我卻什麼都不敢擦，只能擦些醫生開的藥膏，嚴重時又得服用抗生素或消炎片，可是效果都不理想。自從接觸到由海水提取的多種離子化礦物質後，大約每天服用30滴左右，才短短的20天，居然奇蹟似的挽回了我的面子。如今我臉上的痘痘已經不見了，而且也沒有再長出新的痘痘，更令人興奮的是我臉上的雀斑居然變淺變淡了。現在的我，有如醜小鴨變成天鵝般的快樂，感謝海水礦物質的美麗奇蹟。

愛娃・羅勃斯 （EVA ROBERTS）

美國・紐約州 （NEW YORK）

◆精力充沛的心臟病患

使用海水礦物質已經十五個月了，每天飲用1/4茶匙。我現年74歲，並且曾經於1982年底動過心臟手術，手術後我一直感覺很虛弱，直到我開始服用海水礦物質後，體力增加不少，也不再感到疲倦沒精神。我太太現年69歲，看見我身體逐漸改善後也開始每天飲用，她的風濕性關節炎和糖尿病也大有改進。

肯迺斯・考夫曼（KENNETH COFFMAN）

美國・佛羅里達州（FLORIDA）

◆駕駛先生的職業病消失了

我是一個卡車司機，經常開著大貨車橫貫美國東西部，通常一上路，就得離家一兩星期之久，吃、喝、拉、撒、睡全在路上，成了標準的「遊民」。由於生活不正常，又經常開通宵，必須依靠咖啡提神，每天4至6杯咖啡是常有的事，咖啡和可樂幾乎是我每天的必須飲料。長久下來，我得了痔瘡和胃潰瘍，同時肩頸也經常感覺僵硬，還有輕微的血壓高，醫生告訴我這是因爲工作勞累，作息不正常的緣故，可算是我們這一行的「職業病」，如果生活作息不改變，我的病不但不會好，還有逐漸惡化的可能。

因此，我開始減少開夜車的時間，並且常到加油站休息處活動筋骨，我並且聽從醫師的建議，多吃生菜沙拉，還買了一瓶健康食品店推薦的海水濃縮多種礦物質液劑，每次喝咖啡或可樂時，就加數滴。說來奇怪，喝了之後，我的精神立刻感覺特別好，沿路開車都不會疲倦，一星期後，我發覺我不需要喝咖啡來提神了，我的咖啡量減到每天兩杯，我開始喝礦泉水，並且每次必定加入數滴海洋礦物質。

三個月後，醫生告訴我，血壓恢復正常了，而且胃潰瘍和痔瘡也跟我說拜拜了。

克利斯多夫・韓德爾（CHRISTOPHER MANDEL）

美國・紐約州（NEW YORK）

♦我不用靠手杖走路了

我長期患有關節炎，尤其是在膝蓋關節部位，而且情況一天比一天壞，幾乎無法從坐椅中站起來，必須有人幫忙扶著才能起身，平時我得依靠四角手杖才能慢慢行走。經過朋友介紹我服用了由內陸海水製成的礦物液後，才幾天就感覺到我膝蓋可以使出力量了，同時站立時也能平衡了。再經過連續服用數月後，我已經可以不靠別人幫忙就可以自己站起來了，而手杖已經收到衣櫃裏，好久都不用了。

天然海水礦物質除去了我的痛苦。

人類無法再改進上帝所創造的——海水。

（Man can not improve on what god has created: sea warer.）

約翰・韓費爾（JOHN HEMPHILL）

美國・密蘇里州（MISSOURI）

♦有如重生一般

常抱怨上帝對我不公平，因爲我是一個經常出入醫院的好病人，我說我「好」是因爲醫生都喜歡我，我替他們賺了不少錢。我患有血壓高，血壓經常在190/100mmHg，並且中風過多次，我經常頭暈，手發麻，心跳有時快到120，有時又低到只有50，經過心電圖診斷爲患有心律不整、心肌缺氧、心臟擴大等病症。同時還患有尿酸過高，痛風、風濕、腎機能降低、胃潰瘍、血脂肪和膽固醇過高，鼻子過敏經常打噴涕流鼻水，眼壓過高等。除了吃藥外，我簡直不知該吃什麼，直到我開始服用由內陸海水萃取的活性礦物質濃縮液一個月後，我的身體竟感到前所未有的輕鬆，我的血壓下降到130/80mmHg，心臟跳動平均在65～70之間，並且很少感到心悸，尿酸也降低了，鼻子過敏現象也減輕了，眼睛看書也比較不累，打噴涕時也不會尿失禁，精神也清爽不少，睡眠也得到改善，眞的有如重生一般。現在，我不再抱怨上帝，因爲祂賜給我——「海水礦物質」。

克莉斯提娜・芬塔 （CHRISTINA FANTA）

美國・伊利諾州 （ILLINOIS）

◆最佳運動飲料

我是一個柔軟體操運動員，四年前，練習單槓時，不愼扭傷了腰椎，當場疼痛得不能起身，立刻被送進醫院急診，經過醫師手術治療，並進行長達一年的復健後，已經大部分恢復，但是還無法使用腰力，使我萬分苦惱，精神也變得急躁不安。家人替我買了各種健康食品，但大部分效果並不顯著，直到我服用海水濃縮的多種礦物質，只吃了一星期之後，我突然發現我的腰部和沒受傷時一樣有力，做高難度的動作也一往如常，沒有任何吃力感。從此，我就是海水礦物質的忠實信徒，直到現在，我每天都不會忘記服用，我的隊友們看到我奇蹟似的康復，同時精力比以往更好，也都紛紛加入「礦物質」家族。我們將它加在水中做爲運動飲料，不但經濟實惠而且能快速補充水份及恢復疲勞。海水礦物質眞是上帝給予人類最好的禮物。

勞瑞・許耐德 （LARRY SCHNEIDER）

美國・加州 （CALIFORNIA）

◆過動兒變乖了

我的孩子是個過動兒，打從上幼稚園起，在學校經常因爲打架，不聽老師的話，上課時走動、說話被迫送回家管教。心理醫生說這要等他長大一點時，可能情況會好轉，但這可是個遙遠的等待。我從一篇有關過動兒與礦物質的實驗報導上得知，約有半數的過動兒是因爲體內礦物質不均衡所造成，因此，我開始給孩子服用由猶他州內陸海泉水提出的多種礦物質液，每日15滴，結果眞的很神奇，開始服用的第一天，他的精神就已經比較集中了。如今我每天在他上學的水壺中加入礦物液，老師的抱怨也少了許多，還直誇他聰明。現在，我不再是個每天「提心吊膽」的媽媽了。

薇多莉亞·費格（VICTORIA FIEGER）

美國·德州（TEXAS）

◆健康的牛羊群

在我開設的牧場裏，我用內陸海水製成的礦物質摻在飼料中給我的牛、羊吃。非常高興，我的牛羊長得特別強壯，同時乳汁豐富，我用加水稀釋的礦物液噴灑在它們身上，動物們皮毛亮麗而且不會得皮膚病，擠乳後的乳頭也不易紅腫發炎。誰說海水礦物質只能給人類使用呢？

大衛·雪利斯基（DAVID SHELYSKI）

美國·加州（CALIFORNIA）

◆找回了「第二春」

我開始進入更年期，經常感到胸口鬱悶，煩躁不安，同時對任何事都提不起興趣，只覺得人生乏味，不如「走」了算了。對性生活更感厭倦，提不起精神。直到我先生買了一瓶由海水萃取的多種礦物質，服用後的第三天，就發現「潮紅」和出汗的情況減少許多，同時心情也豁然開朗，對丈夫的體貼也有所回報。

因爲「礦物質」我找回了「第二春」。

馬格列特・豪沃 （MARGARET HOWARD）

美國・紐澤西州 （NEW JERSEY）

♦牙齒不再過敏了

在一次健康食品展中, 我好奇的買了一瓶天然礦物質，經過服用後，不但體力增加了，而且血糖略高的情況也轉變爲正常值。最令我驚奇的是，平時我的牙齒本來就非常敏感，尤其是在喝完幾瓶可樂或汽水之後，對冷熱更是異常敏感，服用礦物質後牙齒敏感現象明顯改變許多，我以爲這只是巧合，因此故意喝許多瓶可樂而不喝礦物質，結果牙齒又開始敏感。 如果再開始服用礦物質，這種現象又減輕了，而且屢試不爽。再者，就是爲了健康的因素，我每月都做三天的斷食療法，以往斷食後的恢復期，我常感疲倦且精神不能集中，但是自從我在斷食期間也同時服用礦物質後，體力和精力恢復得特別快。我是非常注意平日保健的人，由海水中提取出的去鈉礦物質，因爲它是多樣且均衡性的礦物質，實在是值得向親友們推薦的保健食品。

麥可・衛爾屈 （MICHAEL WELCH）

美國・紐澤西州 （NEW JERSEY）

在日本的使用心得

◆消除夜間頻尿的煩惱（一）

每個星期都有會有三、四次晚上尿床的情形，讓孩子的家人非常困擾，經朋友推薦，家人讓該男孩每天飲用五滴內陸濃縮海水（滴入湯內）。從飲用當晚開始，便不再尿床，迄今已逾三個多月，從未再尿床。

四歲 男性（東京）

◆消除夜間頻尿的煩惱（二）

每天晚上都要起床上五、六次的廁所，根本無法一覺安睡到天亮，睡眠品質每況愈下，身心失去平衡。

某日，他隨意飲用太太放在餐桌上的濃縮海水礦物質，結果連續飲用二天後，奇蹟出現，晚上只需要上一次廁所。從此，他就能夠安然入睡，一覺到天明。

六十歲 男性（北海道）

◆消除夜間頻尿的煩惱（三）

因高中入學考試緊張，農曆年後經常「尿床」，且每週多達四次，苦不堪言，且因夜尿症，害怕參加學校的畢業旅行而困擾不已。每日服用內陸濃縮海水礦物質，飲用三天後，夜尿症狀完全消失，該女生當然高興得跳躍不已。此後，再也不會尿床，且身心健康更勝以往。

十五歲 女性（東京）

◆多年的花粉症消失了

就讀小學四年級，是花粉症患者，每當季節變換之際，其症狀更是嚴重難過。其母親每日在他水壺中加入活性礦物質，讓孩子飲用，不久之後，「花粉症」完全消失。因爲男孩在發病後，醫生立刻施以海水礦物質補充劑，所以效果非常快速。

十歲 男性（東京）

♦糖尿病不藥而癒（一）

幾年前在一次團體健診中，發現到自己患有糖尿病，空腹時的血糖值高達250毫克，經醫生診斷爲患有第二類型糖尿病。在連續服用濃縮海水礦物質一個月後，且未做其他治療的情形下，血糖值降至97毫克，其他檢查也都顯示正常。

五十歲 男性（東京）

♦糖尿病不藥而癒（二）

在罹患糖尿病後，希望能用最自然的方法醫治。

由於得知服用濃縮海水礦物質沒有副作用，因此開始飲用，在服用過後，原本持續不斷的疲倦、口渴等症狀，立刻消失。其後，接受醫院的精密檢查，醫師表示，只是輕微的糖尿病，僅需控制飲食即可，而在其經過連續服用海水礦物質後，如今已經完全治癒，且重新過著和正常人一般的生活。

六十歲 男性（秋葉原）

♦直徑三公分以上的子宮肌腫居然消失了

我大約從半年前開始飲用活性礦物質，朋友說它對身體有益而推薦給我。當時，我對它並沒有任何期待，但既然有益健康，也就姑且飲之。

結果，我做夢都沒有想到，由海水濃縮的多種礦物質竟然能夠治療子宮肌瘤。前年10月，因腹痛不已而到醫院接受檢查，檢查報告指出，我患有子宮肌瘤。

在我開始飲用海水礦物質，大約三個月左右，我又做了一次定期檢查，沒想到子宮肌瘤居然消失了！除了服用礦物質以外，舉凡飲食、生活起居等等，根本就沒有任何改變；因此，可以判斷出，這一定是礦物質的功效。

由於子宮肌腫是一種良性瘤，並不需要特別擔心，但是身上長了瘤，總覺得心情不開朗，如今我徹底擺脫腫瘤的陰影，一掃鬱悶，眞是鬆了好大一口氣呀！

四十八歲 女性（千葉縣）

◆血壓維持正常值

一名護士。大約十一年前，在一個偶然的機會裡，我成爲護校學生測量血壓的實驗對象，因而得知自己血壓偏高的事實。詳細的血壓數値，我已經記不太清楚，大概是150或160mmHg（最高血壓）左右。我十分偏好辛辣、重鹹的食物，也難怪血壓會居高不下。

自從知道自己有高血壓以後，便十分注意飲食生活，儘可能地將一天的鹽分攝取量控制在10公克以下，但還是不見血壓下降。

也許是因爲灰心的緣故吧，有一陣子我便不再留心飲食，沒想到血壓竟然高達180mmHg，而低血壓也高達120mmHg，我因此開始服用降血壓藥。降血壓藥使我的高血壓維持在120mmHg，低血壓則在80mmHg左右。

最近，降壓藥的品質的確提高不少。不過，持續服用藥物，引起副作用的風險很大，因此，我都定期做肝機能等健康檢查。雖然，目前並沒有出現任何問題，但我今後都得和降血壓藥爲伍，不得不提高警覺。自從開始服用海水礦物質後，我的血壓變得安定正常。

如果血壓經常持續安定正常的話，我打算減少降血壓藥的劑量。

此外，我在工作時，偶爾也會出現心率不整的現象，自從服用海水礦物質以後，我可以感覺得到心率不整的次數減少許多。現在，我每天早晚都按時服用海水礦物質。

五十三歲 女性（廣島）

血糖值下降，頑固的香港腳都消失不見了

這個經驗發生在十四年前，我三十九歲的時候，在某個宴會上，突然覺得喉嚨像著火似地乾渴異常。當時，一位患糖尿病的老人恰巧在場，因而建議我趕緊到醫院去檢查。

我聽從忠告，到醫院接受檢查，結果醫師告訴我：「這是不折不扣的糖尿病。」當時空腹的血糖值高達200毫克。

大概在一年半以前，我終於出現了併發症，症狀是眼底血管出血，血糖一直在30～50毫克徘徊不下，而多次眼底出血，終導致視線逐漸模糊不清，朦朧一片。

醫院曾使用雷射電療血管，以抑制出血，前前後後，總共接受了四次雷射治療。最後醫院還是宣告：「再這樣下去，不出半年，眼睛就會失明。」

至此，我完全覺悟，從此以後，不再喝酒，完全與酒精斷絕關係。一天的飲食量也控制在1500～1600卡。同時，每天運動，一天至少快走一萬步。

後來，血糖值總算降到200毫克，幾經努力，又降到了180毫克。

不過，身體常感疲憊；因此，我到附近的藥房，向藥劑師詢問，因而開始服用由胡蘿蔔和高麗參調配而成的健康食品。這項健康食品可以增加體力，即使減少食量，多做運動，也不會覺得體力

透支，負荷不了。

令人遺憾的是，血糖值還是沒有下降的跡象。

眞正有助於血糖值降低的是，「內陸海水濃縮液」製成的活性礦物質。

說起飲用原由，也是上述藥劑師的推薦，我抱著姑且一試的心態，於一年前開始飲用。當初，並沒有很大的期待，但是萬萬沒想到，它居然有這麼大的效果。

服用礦物質一個月後，原本居高不下的血糖值已降至130毫克，相當接近正常值，我眞希望能早一些服用海水礦物質，也許我的血糖會控制得早些。

更令我感覺到的驚喜是，原本我的左腳總是發麻，不用說這也是糖尿病的併發症之一，沒想到竟也被「活性礦物質」一網打盡，而頑固的香港腳也不再發作。

以前朋友們老是擔心我隨時可能「入土」，當他們看見我精神抖擻，神采奕奕時，無不驚訝且爲我感到非常慶幸。

五十四歲 男性（東京）

◆肝機能值恢復正常，身體的浮腫和疲倦全都消失不見了

三年前，我在一次健康檢查中，發現到「肝臟機能惡化」，GOT及GPT值都比正常數值多出三成以上。GOT及GPT值是確認肝細胞有無障礙的檢查值。

自從被醫生宣布肝機能不良以後，這才知道平時容易疲倦的原因所在：只要稍微一運動，就感到疲累不堪。此外，手掌也有稍微浮腫的現象出現，而腳則是浮腫得厲害，襪子都被我穿得撐大了不少。此外，我的酒量原本很好，幾乎是每兩天就要喝掉一瓶威士忌，儘管如此，我並沒有宿醉的煩惱。可是，這一、兩年來，往往

都是第二天一早起床，便會覺得頭重腳輕，心情鬱悶；雖然程度輕微，但還是有宿醉的症狀。

經過診察之後，我開始服用醫生的處方，同時控制酒量，一面減少飲酒次數，一面將飲酒量減半。雖然做了這麼多努力，但肝臟機能值還是節節上升，未見任何效果。因此，我開始嘗試各種健康食品，不過，還是屢試無效。去年的梅雨季來臨時，我的浮腫症狀更形嚴重。

6月間，我的健康狀況陷入谷底，不得已向公司連續請了四天假。就在這個時候，好友建議我服用——「來自海水且類似鹽滷的綜合礦物質」，開始飲用後兩個月，也就是八月的時候，我便可以去打高爾夫了。當時，我著實感覺到海水帶給大自然「生命活力」的神奇妙用。

平時，做點運動就會感到疲倦，可是，自從飲用由海水萃取的礦物質後，身體就全然感覺不到疲累了。

雙腳的浮腫也消退不少，再也不怕鞋子穿不了。而且，精神變得非常舒暢愉快，只有「神清氣爽」四個字能夠形容。

至於手掌的浮腫，大概在一個月以前開始消退；酒醉的情形也改善很多，精神恢復得比以前快，完全沒有宿醉的情形發生。

去年9月10日，我再度接受健康檢查，結果，GOT、GPT值幾乎都已恢復到正常值，我自己本身所感覺到的效果，如今已由數值證實！

三十八歲 男性（名古屋）

重聽及視力恢復了

四十多年前，因美軍轟炸東京而受傷，造成嚴重的重聽。

經過連續飲用活性礦物質一個月後，聽力並沒有明顯改善。不過，其視力卻意外地獲得改善，以前眼睛視力不良，現在竟可以清楚地看見東西了。更令人驚喜的是，再過一個月後，聽力也逐漸改善。

六十八歲 男性（池袋）

◆改善長期的頭痛症

二十年前，獨子不幸於車禍中喪生，從此以後，便一直有嚴重頭痛的煩惱，雖然接受過各種治療，但仍然無法根治。

醫生曾說：「由頭痛多年的病情看來，可能是因爲頭部肌肉及神經內的血管過度緊張，因而導致血流異常，才會引起頭痛的，微量礦物質元素長期不足的話，只會助長血管的緊張異常度，讓頭痛症狀難癒」。因此「大阪女士」開始服用「濃縮海水礦物質」。結果，只飲用了一個星期，長年的頭痛便獲治癒，可見某些「頭痛症」患者的確是因微量礦物質元素不足所造成。

六十歲 女性（大阪）

在台灣的使用心得

◆牙齒不再鬆動了

當我第一次接觸到由海水鹽滷製成的微量礦物質時，對其功效半信半疑，但仍買回家試用，喝水的時候就添加數滴，一天大概飲用30～40滴。前兩天可能是補充能量太多，連晚上都精神亢奮而睡不著覺，但到第三天就恢復正常了。後來，經營養師說明，才知道這是微量礦物質元素進入體內後，調整體質的過程，某些人會出現這種反應，只要調整過後，就會恢復正常。這個經驗，讓我對微量礦物質元素可補充能量的說法深信不疑。

之後，我還是持續每天加在水中飲用，一週過後，我因患有輕微牙周病所造成的牙根鬆動的現象大有改善，更讓我確信微量礦物質元素的神奇。從此以後，我每天身上都帶著微量礦物質補充劑，除了喝水添加外，喝咖啡、果汁、茶以及其他飲料等都添加幾滴，從此，精力充沛，也不容易感冒。碰到朋友問起時，都曾強力推薦他們飲用，因爲它對身體是「有百利而無一害」。

44歲 男 業務推廣劉×宏（台北）

◆外傷消腫癒合

5月中旬，因大意被鄰居所養的狗咬到左臉頰，傷口雖不大，但臉頰頓時紅腫發炎，立刻赴醫院包紮、打針；次日上班時，臉頰傷口依然腫脹未消，同事都很關心地紛紛慰問，這時候好友從皮包中掏出一小瓶水，噴在傷口處，霎時，原本腫痛的感覺立刻被濕濕、涼涼的舒適感所取代，讓我深感驚訝！到底是用什麼寶貝噴在傷口上？

經過追問，才知道是含有離子態微量礦物質的化妝水，它對傷口鎮痛、殺菌、消腫、修護、保養皮膚很有效，好友並送給我一瓶。此後3～5天我都經常用它來噴灑傷口，並將傷口改善情形紀錄如下：

1. 使用第一天，臉部紅腫、疼痛情況明顯好轉。
2. 兩天後，臉不腫了。
3. 第三天，傷口表層的顏色明顯淡化。
4. 第五天，傷口復原的情況十分良好，且已經開始脫皮。

含有礦物質成份的化妝水幫我改善臉頰的外傷，否則，像我如此愛美的女孩，一定會很傷心！

21歲 女 行政助理吳×婷（台北）

♦痔瘡痊癒，重展酒國雄威

本人因爲工作上需要，長期操作電腦，平均每日坐在電腦桌前7～8小時，經年累月下來，罹患輕度痔瘡，有排便帶血的症狀，西醫診斷後建議：需長期藥物控制（約2～3個月），且需改變長時間在電腦前的工作習慣；中醫方面則需物理治療2個月以上方可治癒；經友人提點，飲用由海水濃縮而成的礦物質滴劑後，約經一週，上列毛病明顯改善，而我的工作習慣也一如往常。

此外，本人交友甚多，常需飲酒應酬，而且常飲酒精濃度40～58％的白酒或洋酒，唯酒量達500C.C. 左右時，常會有酒眩現象，在一次無意中將礦物質滴劑滴進酒中，竟發現酒味不再濃烈辣喉，且變得甘醇味美，可謂「有烈酒香，沒有烈酒辣」，多喝也鼻意醉眩，我又能再度展現我酒國英雄的威風。

39歲 男 網站設計林×程（台北）

♦排除重金屬污染

本人從事室內裝璜，長期接觸油漆和各類染料。六年前，身體突感不適，經常感到耳鳴和偏頭痛，食慾不振且有噁心現象，刷牙時牙齦出血不止，經常感到疲倦但又睡不好。初期，看中醫吃了許多中藥，卻沒有好轉，後來轉到榮總檢查，發現爲遭到重金屬污染，尤其是鉛和汞在體內含量高出正常人的好幾倍。醫生建議長期治療，但因我必須工作、養家，所以只能斷續吃藥；雖然食慾逐漸恢復，但還是經常耳鳴和偏頭痛，刷牙時牙齦還是會出血。

半年前，經過藥劑師介紹，開始服用微量礦物質和維他命，結果不到一個月，頭痛和牙齦出血的毛病就消失了；去醫院檢查時，醫生也非常驚訝地發現我體內的重金屬污染沒有了！我非常感謝藥劑師把礦物質和維他命介紹給我，如今我又能打拼養家了。

54歲 男 裝修林×興（宜蘭）

♦消除便秘，皮膚更亮麗了

我從小似乎沒聽過啥是微量礦物質元素，更不知它對人類是多麼的重要，只知道目前環境污染嚴重，連陽光、空氣、水都成了危害人體健康的恐怖殺手；尤其是高雄的水質—唉！我不敢喝，也不愛喝，口渴就以果汁、汽水、飲料等代替，長期下來，不但造就出容易便秘、疲倦的酸性體質，皮膚更是晦澀暗沉。

有一天我突然發覺母親變漂亮了，臉上黑斑少了很多，膚質白皙光滑，精神煥發，好像在她身上發生很多不可思議的事情。好奇心下，終於忍不住問起母親，我才知道微量礦物質不但可以改善水質，更能改善體質及美化膚質。

自從聽了母親的話後，開始飲用微量礦物質元素，我很明確感覺膚質變得亮麗了很多，常有的宿便也改善了不少，眞是太好了，當然在我身上發生好的事情，我一定要告訴全天下的朋友們知道。

24歲 女 學生楊×娸（高雄市）

◆保養身體內外秘方也抓住了青春

記得是2002年的青年節，「輔大經濟系83年畢業同學會」，在來來飯店聚餐，除在國外工作的幾位同學外，同學們出席踴躍，還有多位同學帶著另一半及小孩子赴會，場面熱鬧溫馨。

珍是我大學時期最要好的「死黨」之一，也是班上公認皮膚最好、最粉嫩的同學，那晚我們相對而坐，席間我發覺她兩次由皮包內取出一個圓圓的噴瓶，朝臉上噴了些什麼？由於坐得近，兩次我都瞧見了，也引起我的好奇，所以就問她「噴些什麼？」

珍告訴我，女孩都愛美，所以「保養青春」特別重要，她因工作忙，爲了省時省錢，她經常使用添加微量礦物質元素的化妝水。因爲微量礦物質元素可以改變水的分子團成高密度的小分子團水，容易深入皮膚達到深層保濕、修護、排毒等，讓皮膚水嫩富彈性；同時也可將微量礦物質元素滴在飲水中，以排除身體內堆積的廢物和毒素。聽她娓娓道來有關「微量礦物質元素」的好處，不禁讓我再次仔細欣賞她粉嫩光滑的皮膚，同時暗自決定，回去後一定要如法炮製。

「微量礦物質元素」這就是我現在保養身體內外的秘方，它抓住得妳、我的青春！

28歲 女 股票金融業楊×雲 （台北）

◆恢復美麗與健康

記得在91年春暖乍寒的四月天裡，我因身體違和，重感冒凶咳不止。那天正值夜幕低垂，天空還飄著濛濛細雨，我踩著快速的步伐趕往忠孝新生站，搭捷運回板橋，邊走邊咳。 此時手機鈴聲響，原來是X先生打來，通話中，我仍一直地咳，他婉約地勸我

「儘速來瞭解一種含有數十種純天然礦物質所組成的產品，也許今夜就能讓你止咳也說不定？」 結果應約到他公司，一連喝了10杯水，平均每杯150C.C.的水中都加有礦物質與微量礦物質，我在兩小時內，小解了4至5次，因爲所喝的水含離子化礦物質又能使水變成小分子水，所以容易吸收又容易排毒，咳嗽也就沒那麼頻繁了，而且全身頓感舒暢。

當我更深入瞭解礦物質與微量礦物質的重要性與好處後，我也推薦給親朋好友們，結果，無論肥胖、高血壓、洗腎、甲狀腺機能亢進或不足、夜晚不能入睡、躁鬱症等皆有顯著的改善。

說到我個人的見證，更是不勝枚舉；讓我覺得最不可思議的是在短短七個月時間，諸如：睡眠品質改善、撫平皺紋、容光煥發，精神飽滿，做事效率節節提昇。在我血液中的重金屬，已經檢驗出被取代出來了； 還有腰酸背痛和骨質疏鬆症也不藥而癒。而且，一個將近耳順之年的女人，卻像年輕小女孩，月事來前會出現乳房腫脹，週期仍維持在28天，月事來得乾淨又俐落，眞叫人不嘖嘖稱奇。還有，三年前穿的踩腳褲，因腰圍少了3吋，現在又可以穿了，可見連肚子多餘的脂肪也被分解，身材變得更輕盈動人。

每天煮飯也加些微量礦物質，米飯特別蓬鬆香Q好吃。 浸泡蔬果時也加入些活性礦物質，十分鐘後，農藥立即分解，全家吃得高興又安心。 泡澡時加入些活性礦物質可以舒緩酸痛疲勞和緊張情緒，並且可以使肌膚光滑柔嫩美麗，功效不勝枚舉。如此，每天享受著活性礦物質給予我身、心、靈的洗滌，體內和體外一起排毒，心境清明，處事更加沉著穩重，磁場、氣場變得更強，人緣、財富也隨之而來。

總而言之，微量礦物質乃居家必備聖品。 它能延緩老化、強健身體， 天然又無副作用，是人們夢寐以求的保健食品，希望大家廣傳福音，讓所有的都能遠離文明病，健康又長壽。

55歲 女 老師徐X雅（台北市）

◆骨骼、關節、氣喘病痛獲得改善

七年前從事餐飲自營生意，因從早忙到晚，工作過度疲勞，不知不覺間，雙腿的膝蓋已痛得站不起來，也走不動，更別說跑跳蹦，下樓還需女兒攙扶，生意當然也沒法做下去。

某日幸運之神降臨，好友來訪，並推薦我飲用以海水鹽滷製成的多樣礦物質。在半信半疑下開始服用，經過三個多月後，雙膝種種疼痛的症狀全都不藥而癒，行動也恢復輕快。

之前，高雄榮總醫院骨科的醫師曾經告訴我，這種疼痛將是一輩子的事，即使開刀也沒什麼幫助。然而藉著服用微量礦物質不但讓我重新站了起來，而從小就跟著我的「過敏性氣喘」，服用多種礦物質後，使得上呼吸道明顯順暢多，不再經常感冒，眞是神清氣爽極了。海水礦物質使我重獲健康，感謝上帝賜給我們—大海。

42歲 女 餐飲業老板傅×麗（高雄）

◆氣血循環、精神體力獲改善

個人從事直銷業多年，對健康食品涉獵甚廣，也常參加各公司舉辦的「健康講座」，並且由網路、書籍中獲得許多與身體有關的健康醫療常識，但獨缺「微量礦物質元素」這項非常重要的營養資訊。

當我從友人處拿到一瓶從海水中提取的多種礦物質滴劑時，如獲至寶，立刻開始服用。並且立刻感受到它對身體健康的幫助，因此將結果分析如下：

1. 每天使用，前3～5天大量排尿，且味道較重。

2. 在前半個月到20天後，在公車上均有睏的感覺，在接近1小時的車程中，自然舒適的約睡了30～40分鐘，而且睡得很沈，醒來倍感精神。
3. 以前有晚睡晚起的習慣，而使用礦物質這段時間，我會在晚上12點就開始想睡覺，而翌日6點多就起床，而且整天精神非常好。
4. 覺得氣血越來越通暢，在體力、精力、腦力上，均有越來越好的感覺。
5. 以前若側睡，醒來後右手會有麻麻不舒服的感覺，現在已經不會了。

46歲 男 自由業陳×恭（台北市）

♦青春痘變少了

我是就讀西松國小五年級的學生，額頭上常常長青春痘，我爸媽有去藥房買些除痘藥膏給我擦，可是效果很差，好了又會再長，看到其他同學臉上沒有青春痘，實在很羨慕。

有一天我看到爸爸拿一個小瓶子，擠出一些類似油的液體加到水裏面喝，我就問爸爸那是什麼東西？爲什麼要喝？我爸爸說那是從海水中提取的微量礦物質，如果我喝的話，可能可以改善我的青春痘。從第二天開始，我爸爸就在我帶去學校喝的水中添加，回家以後，在家裏喝水我也會添加。而且我爸爸也去買噴瓶，讓我用添加微量礦物質的水噴臉。

剛開始沒有什麼特別的感覺，不過，擠破的青春痘，不會像以前那麼紅腫，而且很快就消下去了，臉的皮膚也感覺比較粉嫩。大概2～3個禮拜以後，就感覺青春痘漸漸變少了。冬天到了，臉比較乾燥，早上或晚上洗完臉後用礦物質水噴臉，感覺很好，不會有乾裂的現象。

現在，我也每天帶一小瓶的微量礦物質到學校去，自己喝也請同學們喝，同學都說水變好喝了！

13歲 女 學生劉×瑄（台北）

◆全家最珍貴的保健品

我是一個家庭主婦，除了丈夫、孩子外，還上有公婆下有姑叔，大家都住在一起，是一個道道地地的傳統式大家庭。我的重要工作之一就是提供三餐，雖然買菜有人幫忙，但是供應一家人的三餐飲食並不簡單，因爲公公患有糖尿病，婆婆患有風濕和高血壓，小叔患有痛風和肝炎，小姑患有氣喘，兩個孩子又經常感冒，只有我和我老公算是身體正常，但是因爲整日操勞，經常感到疲累不堪，尤其是當我做完家事後，常常腰酸背痛，直不起腰來。

一年前，偶然看到一份有關水與礦物質對人體健康的報導，發現平時喝的逆滲透水，可能造成身體所需的礦物質缺乏，因此就購買了一瓶多種礦物質滴劑，加在水中和湯裏供家人飲用，同時把炒菜的精鹽換成粗製海鹽。起先，家庭中的成員分成兩派，一派是感覺所飲的水變得甘甜好喝了，但是也有一派人覺得水有些鹹味，怪怪的，但因爲我的堅持，大家也沒多加反對。

大約在半年前的某一天，家人聚會聊天時突然發現一個不可思議的奇蹟，首先是公公發覺他的血糖值下降許多，醫生給的降血糖藥從一天兩粒減成了一天一粒（同樣的藥）；婆婆的血壓幾乎正常，同時發覺她走路時一跛一拐的現象減輕，而且步伐也加快了；小叔的痛風腫痛消失，肝指數下降，臉色不再晦暗；小姑最近也不再隨身攜帶治氣喘的噴藥；兩個孩子最近也沒感冒，而且功課比以前進步許多。更驚奇的是我老公變得精力充沛，下班後不再喊累，而我也不再感覺腰酸背痛，眞是太好了！

如今，海鹽和礦物質，是我們全家最珍貴的保健食品。

48歲 女 家庭主婦何×嘉（高雄）

改善全家人的健康

認識微量礦物質元素是在4個月前，當時，在永安市場捷運站遇見一個許久未見的高中同學，發現她比以前漂亮很多，好奇心驅使下，問她如何保養自己的皮膚？就這樣聊了起來，也才第一次對「微量礦物質元素」有比較完整的認識。

我在生完小孩之後，身體的健康狀況大不如前，常會有腰酸背痛的現象，而且體重重達60公斤。接觸微量礦物質元素之後，它不僅改善我的體質，也幫我補充懷孕期間所流失掉的一些養分，最重要的是，它也讓我的皮膚變得比以前更細緻、更有光澤，而且也讓我恢復窈窕身材。現在的我，不但身體健康而且也比以前更有精神。

因為在自己的身上發生太多正面的功效，所以我也讓先生及小孩使用，先生是一個體育運動員，微量礦物質元素讓他補充電解質，增加體力。原本他臉上也有許多困擾的痘痘，自從跟我一起使用微量礦物質元素之後，痘痘好了八成。連我的小BABY也有在食用，每天，我都把它加在她喝的開水中，來增加她的抵抗力。

「微量礦物質元素」不僅改善了我們全家人的健康，也讓我瞭解到均衡的微量礦物質元素對人體的重要性。

23歲 女 財務管理蘇×敏（北縣）

改善受損關節，香港腳和血糖質

我身高185公分，體重約110公斤，體重超重30～40公斤，30多年來，骨骼、關節、韌帶嚴重損耗受傷，且近半年來，上下樓梯腳會顫抖，下樓梯尤其嚴重，唯服用由海水製成的礦物質數月後，某日再下梯時，突然感覺顫抖情況不再，雖無法健步如飛，但骨骼、關節確已恢復健康，行動方便如常。

此外，每年春夏交替之際，香港腳症狀就會加劇，奇癢難耐，因此就試著將礦物質液滴在溫水中泡腳，同時將所有襪子也浸泡一夜殺菌，連續數天後，所有症狀均獲良好改善，且原來因霉菌侵害變厚、變形之腳指甲（俗稱灰指甲），也日漸康復正常。

四年前罹患第二類糖尿病，經短暫藥物治療，降低血糖後即未再服藥，但因工作關係，多外食，血糖維持正常並不容易，空腹血糖值常在140～160之間，數值略高，主治醫師常囑「多注意飲食、多運動」！但……眞不容易呀！

經過服用海水礦物質二個月後，再檢測血糖時，發現血糖值已能維持正常。

55歲 男 多媒體傳播業楊××（台北）

◆多年的異位性皮膚炎不見了

從小我的體質就很弱，常常因感冒、扁桃腺發炎請假休課。目前從事證券交易，精神壓力很大，又患有異位性皮膚炎，經常因爲皮膚奇癢被我抓得潰爛。曾經看過許多有名的皮膚科醫師，中藥、西藥、針灸、藥浴都試過了，但是都沒有特別效果。

三個月前，朋友的太太因爲手燙傷，擦了一種類似鹽滷的滴劑，效果很好，傷口不但不痛，而且癒合得很快，當場就送給我一瓶，當時抱著姑且一試的心情，回家後就將這瓶類似海鹽滷的滴劑加水稀釋（聽說它的濃度是海水的50倍），噴灑在患處，說來眞是神奇，本來奇癢的地方，開始有幾秒鐘輕微的刺痛，然後皮膚就不癢了，而且有一種清涼鎭靜的感覺。於是，我開始對礦物質產生濃厚的好奇，先後看了多本有關礦物質的書籍，才知道礦物質對身體是多麼重要。

目前，我的異位性皮膚炎早已好了，但是爲確保不再復發，每天沐浴時，都加些礦物質在水中，或是調合在沐浴乳中。同時，我早已養成習慣，在飲水、飲料、湯中都加入數滴礦物質。說來奇怪，近來的流行感冒猖獗，同事們一個個都掛病號，唯獨我身體健壯，百毒不侵。在此，願將我的經驗與大家分享，希望大家不要在忽視微量礦物質的神奇功能。

36歲 男 金融張×深（台南）

好水好健康

元氣系列

著　　者／張慧敏
出 版 者／生智文化事業有限公司
發 行 人／宋宏智
登 記 證／局版北市業字第 677 號
地　　址／台北縣深坑鄉北深路三段 260 號 8 樓
電　　話／(02)86626826
傳　　真／(02)26647633
網　　址／http://www.ycrc.com.tw
E-mail／service@ycrc.com.tw
印　　刷／鼎易印刷事業股份有限公司
初版二刷／2008 年 10 月
特　　價／新臺幣 250 元
I S B N:957-818-537-5

國家圖書館出版品預行編目資料

好水，好健康／張慧敏著. 初版.--台北市
：生智, 2003〔民92〕
面：　公分.--
ISBN 957-818-537-5（平裝）

1. 水　2. 健康法

411.4　　　　92012469